一般社団法人日本高次脳機能障害学会

教育・研修委員会 編

進行性失語

Primary Progressive Aphasia

株式
会社 新興医学出版社

Primary Progressive Aphasia

Committee on education and training

Japan Society for Higher Brain Dysfunction

© First edition, 2019 published by

SHINKOH IGAKU SHUPPAN CO., LTD TOKYO.

Printed & bound in Japan

● 企画・編集

一般社団法人日本高次脳機能障害学会　教育・研修委員会

● 執筆者一覧（執筆順，＊：編集代表）

大槻　美佳　　北海道大学大学院 保健科学研究院

繁信　和恵　　公益財団法人浅香山病院 精神科・認知症疾患医療センター

＊ 松田　実　　　清山会医療福祉グループ顧問，いずみの杜診療所

小森憲治郎　　十全ユリノキ病院 心理室

川勝　忍　　　福島県立医科大学会津医療センター 精神医学講座

小林　良太　　山形大学 医学部 精神科

船山　道隆　　足利赤十字病院 神経精神科

中川　良尚　　江戸川病院 リハビリテーション科 言語室

中島明日佳　　足利赤十字病院 リハビリテーション科

はじめに

清山会医療福祉グループ 顧問，いずみの杜診療所　**松田　実**

　原発性進行性失語（以下，進行性失語）は失語症の研究においても，認知症の研究においても，今や最も関心が高く熱心な議論が繰り広げられているテーマである。その状況は国内外を問わず，PubMedには当該領域の新しい欧米文献が日々加わっているし，日本高次脳機能障害学会や日本神経心理学会の中でも，最近は最も演題数の多い分野になっている。こうした状況の中で，2018年12月に神戸で開催された第42回日本高次脳機能障害学会学術総会サテライト・セミナーで「進行性失語」が取り上げられたのは，ある意味当然でもあったが，誠に時宜を得た企画であった。

　予想通り，受講申し込み者が殺到しキャンセル待ちも多く出たが，会場の都合でお断りせざるを得なかったのは残念なことであった。各演者は渾身の力で自身の講演を作り上げ，その講演を受講者全員が熱心に聞き入っている姿が非常に印象的であった。受講者の中にはすでに有名になられた神経心理学者も相当数おられ，的確な質問やその応答も会場を盛り上げた。

　本書はそれらのサテライト・セミナーの講演を核に各演者に執筆をお願いするとともに，講演以外の項目も多少付け加えて編纂された「進行性失語」のモノグラフである。各執筆者の努力によって，この領域に関する限り，現時点では最もすぐれた書物になっていると自負している。最初から全編をじっくり読み上げられても，興味のある項目だけを拾い読みされても，必ずや今後の診療に役立つ情報が得られることと確信している。特に認知症や失語症の診療に携わっている人には，是非ともこの一冊を書架に加えていただくことを希望する。

　ただ，この領域はまさに日進月歩の勢いで変化している領域でもある。今認められている診断基準もいずれ改訂されることが予想される。新しい病理所見や遺伝子異常の発見によって，新規の疾患単位の出現さえあり得る領域である。現時点で正しいと信じられていることが，今後も正しいとは限らないのである。したがって，読者はこの書物に書いてあることを無批判に鵜呑みにはせず，む

しろ批判的な目で内容を吟味していただきたいとも思う。この本の読者が，本の内容とはまったく異なる斬新な考えを発表されることも期待され，編者としてはそれを願っている。しかし，この領域に現在最も精通した各執筆者の考えを読み込んでいただき，現時点での到達地点を正しく把握していただくことは，今後の診療や研究において決して無駄にはならないであろう。

なお，細かいことを言えば，現時点でも各執筆者の考え方がすべて同じというわけではない。用語の使い方も完全には一致していない。編者としてはそれを無理に統一することはせず，各執筆者の意見や用語の使い方をそのまま採用した。用語の使い方そのものに執筆者の考えが浮き彫りにされていることも多いからである。

最後に，日本高次脳機能障害学会教育・研修委員会の委員長として，このセミナーの最初の企画から講演者の選定まで関わっていただき，細かいご指導と配慮をいただいた川崎医療福祉大学の種村純教授に深い感謝の意を表します。

● 目　　次 ●

■はじめに ……………………………………………………………… 松田　　実　v

第Ⅰ章　進行性失語の概念と認知症の言語症状
1. 進行性失語の概念と歴史 …………………………… 大槻　美佳　3
2. アルツハイマー病と前頭側頭型認知症の言語症状 ……… 繁信　和恵　25
3. 変性疾患診療における言語評価の意義 ……………… 松田　　実　39

第Ⅱ章　進行性失語の臨床型
1. 進行性非流暢性失語（PNFA） ……………………… 小森憲治郎　59
2. 意味性認知症（SD） ……………… 川勝　忍, 小林　良太　83
3. Logopenic型進行性失語 …………………………… 船山　道隆　97
4. ３類型以外の進行性失語 ……………………………… 松田　　実　115

第Ⅲ章　評価とリハビリテーション（言語聴覚士の立場から）
1. 評価とリハビリテーション ……………………………… 中川　良尚　133
2. 心理的支援と社会的支援 ……………………………… 中島明日佳　149

■索引 …………………………………………………………………………… 164

第Ⅰ章
進行性失語の概念と認知症の言語症状

1. 進行性失語の概念と歴史

2. アルツハイマー病と前頭側頭型認知症の言語症状

3. 変性疾患診療における言語評価の意義

第Ⅰ章　進行性失語の概念と認知症の言語症状

進行性失語の概念と歴史

北海道大学大学院保健科学研究院　大槻　美佳

> **臨床に役立つ ワンポイント・アドバイス**
> One-point Advice
>
> 　原発性進行性失語（PPA）は，変性疾患における一臨床症候群である。診断基準（2011）では，PPAの要件を満たしているかを確認した上で，3つの臨床類型：非流暢/失文法型（nfvPPAあるいはnaPPA），意味型（svPPA），語減少/音韻型（lvPPA）に分類する。nfvPPA（naPPA）とsvPPAは，前頭側頭葉変性症（FTLD）の3つの臨床類型（FTD，PNFA，SD）のうちPNFA＝nfvPPA（naPPA），SD＝svPPAである。PPAで重要な要素的言語症候は，①発語失行/失構音，②文産生障害，③音韻性錯語，④喚語障害，⑤単語の理解障害，⑥言語性把持力低下（復唱障害）である。どの症候が出現するかは，病巣/機能低下部位の広がりによる。nfvPPA（naPPA）は①，②，④がメインになるが，①のみを呈する症候は特に，原発性進行性発語失行（ppAOS）と称され，背景病理としてタウオパチーが知られている。svPPAは④，⑤が出現するが，①，②，③，⑥はみられない。svPPAの背景病理は主にTDP-43が蓄積するプロテイノパチーである。lvPPAは⑥がメインになるが，その他，④が重度である群と③が目立つ群があり，背景病理の多くはアルツハイマー病である。しかし，実際の臨床場面では，この3つの型のどれにもあてはまらないPPAや，診断基準（2011）に形式的にあてはめると，2つの型のいずれにもあてはまってしまうPPAもある。したがって，重要なことは，診断基準を形式的に援用して，どれかの型にあてはめることではなく，どの症候が，どのようなメカニズムで出現しているか観察し，記録しつつ知見を蓄積することである。

Ⅰ. はじめに：原発性進行性失語とは

　「原発性進行性失語」は，'進行性'という表現が示すように，変性疾患など，徐々に進行してゆく疾患における一臨床症候群として提起された。この概念が注目され始めた契機となったのは，1982年のMesulamの論文[1]「Slowly progressive aphasia without generalized dementia」である。この論文のポイントは，その題名にもあるように'aphasia without generalized dementia'，すなわち'全般的な認知機能低下（認知症）を伴わない失語'が，変性疾患で出現しうることを示した点である。それ以前にも，言語症状が変性疾患で出現したという報告は，散見されてはいた[2, 3]が，ほとんど注目されてこなかった。従来，失語症の原因として最も多いのは脳血管障害であり[4]，失語の代表的なタイプ分類，たとえば，ブローカ失語やウェルニッケ失語などが含まれる古典的失語症分類も，脳血管症候群を基盤にしている。このような背景において，Mesulamの報告[1]は，変性疾患における失語症候群の存在を，あらためて大きく印象付けた。その後，種々の変遷を経て，この症候群は，原発性進行性失語（primary progressive aphasia：PPA）[5]と称されるに至った。1つ留意しなければならないのは，アルツハイマー病（Alzheimer's disease：AD）などの認知症性の変性疾患において，言葉が「出にくい」「理解しにくい」という訴えは珍しくはない。しかし，その多くは，認知症による全般的な認知機能低下の一環として，言語障害が出現している。これに対し，PPA概念のポイントは，全般的な認知機能低下がない，あるいは，低下が多少あっても，それでは説明できない，言語に特化した障害が初発かつ前景に立つということである。

　認知機能には，言語，行為，認知，記憶，注意機能，実

行機能,作動記憶などさまざまなものがあるが,個々の機能はそれぞれ完全に独立しているわけではなく,階層構造をなして機能している(図1上段)[6]。すなわち,意識が保たれていること,情動が安定していることなどの前提条件の上に,さまざまな認知機能に汎用性のある機能(土台機能)として,注意機能,実行機能,作動記憶などが機能する。そして,それら土台機能が問題なく機能しているという前提の上に,特異性のある機能(道具機能)として,言語,行為,認知,記憶などが適切に機能しうる。したがって,土台機能に問題が生じた場合,土台機能が適切に機能していることを前提に機能する道具機能は,大なり小なり影響を受ける構造となっている。ここで,図1下段a.に示したように,PPAでは,言語機能のみが特異的に障害されている状況として定義されている。一方,一般の認知症にみ

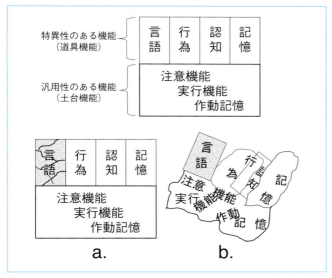

【図1】認知機能／高次脳機能の階層性

られる言語症候は，**図1下段b.**に示すように，認知症における全般的な（複数の）認知機能低下の一断片として言語機能の低下が起きている状況である。

Ⅱ. 概念の変遷

① 前頭側頭葉変性症（FTLD）の概念と用語の変遷

変性疾患による失語を，'失語'という症候の観点から括ったのが，上述のMesulam[1]であったが，それとは異なる観点から括った概念がある。それは，前頭側頭葉変性症（fronto-temporal lober degeneration：FTLD）の概念の中に，失語を呈するタイプがあるという視点である。このFTLDの概念，およびその下位分類に用いられる関連用語は，さまざまな変遷を経ており，用語や略語の使用方法が煩雑で混乱しやすい。そこで，本節ではその変遷を概説する。

人格変化や病識の欠如・脱抑制などを呈し，前頭葉および側頭葉前方に萎縮を示し，ADの病理を呈さない一群が，ほぼ同時期に欧州の2グループ（ルンド大学のグループ[7]とマンチェスターのグループ[8]）によって報告された。前者のグループは，剖検所見からこの一群を括り，frontal lobe degeneration of non-Alzheimer type（FLD）と名付けた。一方，後者のグループは臨床所見や画像データからこの一群を括り，dementia of frontal lobe type（DFT）と名付けた。両者はよく似た概念であったため，両グループは1994年に共同で，frontotemporal dementia（FTD）という概念を提唱し，用語を統一した[9]。ただし，このFTDの概念に，失語症状が前景に立つタイプは入っていなかった。その後，マンチェスターのグループ[10, 11]は，このFTDの概念に，失語症が前景に立つ2タイプを加えて，FTLDと総称し，**図2-A**に示すような3つの類型を持つ概念を確立

した。3つの類型とは，①前頭側頭型認知症（frontotemporal dementia：FTD），②進行性非流暢性失語（progressive non-fluent aphasia：PNFA），③意味性認知症（semantic dementia：SD）である。以後，この分類は臨床－病理類型として国際的にも広く用いられてきた。

　前述した'失語症状が前景に立つ'という視点で提起された，原発性進行性失語（PPA）の概念[5]も，その後の多くの報告から知見が増え，3つの臨床類型を持つ概念として確立されていった。そして，2011年にGorno-TempiniらがPPAの診断基準を発表した[12]。この診断基準で提起されているPPAの3型は，図2-Bに示した。FTLD（図2-A）の中で失語を呈する2型と，PPA（図2-B）の2型は対応しており，FTLDにおける②PNFAに相当するのは②'非流暢/失文法型PPA（non-fluent variant PPA：nfvPPA（あるいはnonfluent/agrammatic variant PPA：naPPA）とも称されている[13]），③SDに相当するのは③'意味型PPA（semantic variant PPA：svPPA）である。PPAの視点からは，もう1つ，後方領域の変性疾患である語減少型PPA（logopenic variant PPA：lpvPPA）が加わって

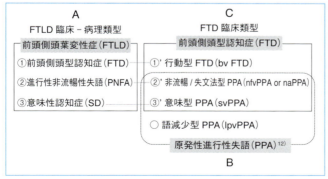

【図2】FTLD/FTDとPPAの分類

※注1：典型的には，核上性眼球運動障害（核上性眼球運動障害とは眼球運動の皮質中枢から外眼筋諸核に至るまでの下行路における障害）（特に垂直方向），姿勢保持障害，パーキンソニズム，認知機能低下（特に前頭葉機能低下）をきたす変性疾患。ただし，このような典型的な症候を呈するタイプのみならず，PPAやppAOSを呈するタイプの報告もあり，診断基準にも入っている[15]。中脳被蓋や基底核に萎縮がみられ，神経細胞やグリア細胞内に異常にリン酸化されたタウ蛋白が蓄積するタウオパチーである。

※注2：典型的には，左右差のあるパーキンソニズム，四肢の失行（拙劣症），皮質性感覚障害，認知機能低下をきたす変性疾患。大脳皮質と大脳基底核の神経細胞が脱落し，神経細胞やグリア細胞に，異常にリン酸化されたタウ蛋白が蓄積するタウオパチーである。近年，それまでいわれていた臨床症候と病理所見が必ずしも一致しないことが明らかになり，以後，臨床症候群を表す場合には，大脳皮質基底核症候群（cortico-basal syndrome：CBS）と称され，CBDは病理診断名として使用されるようになった。

※注3：近年，分子生物学的・神経生化学的な研究の進歩により，脳内に蓄積する異常蛋白が明らかになり，それにより，疾患を分類する試みがなされている（表1）。

3臨床類型となる（図2-B）。語減少型PPAは，前頭葉・側頭葉に萎縮がないのでFTLDには入っていない。

　さらに，近年，FTLDは病理所見を含めた分類であるとの視点から，臨床類型としての分類・用語が提唱されるようになった[14]（図2-C）。すなわち，前頭側頭型認知症（frontotemporal dementia：FTD）という括りの中に，3型，すなわち，①' 行動型FTD（behavioral variant frontotemporal dementia：bvFTD），②'nfvPPA（あるいはnaPPA），③'svPPAを分類した。実質的には，図2のABCの関係は①＝①'，②＝②'，③＝③'である。

❷ 疾患分類：臨床類型と蓄積異常蛋白

　一般に疾病単位は，原因・病態生理・症候・各種検査所見・病理所見などが一定の均一さを持った単位としてまとめられるが，神経変性疾患はまだ十分解明されておらず，疾患単位として十分確立されていないことが多い。したがって，現在，さまざまな知見が提出されている段階ともいえる。PPAと関係が深い進行性核上性麻痺（progressive supranuclear palsy：PSP）※注1や大脳皮質基底核変性症（cortico-basal degeneration：CBD）※注2なども，その概念は古くからあるが，臨床診断基準が近年になって改訂され[13, 15]，まだ流動的な部分もある。このような昨今の流れで注目すべきトピックスの1つは，蛋白化学研究の進歩である。この知見によって，脳内の封入体に蓄積している異常蛋白※注3の種類によって病型分類が試みられるようになった（表1）。脳内に蓄積する異常蛋白として，たとえば，パーキンソン病や多系統萎縮症ではαシヌクレイン（α synuclein），PSPやCBDではタウ蛋白（tau protein），ハンチントン病やポリグルタミン病ではポリグルタミン（polyglutamine）などが挙げられる。そこで，神経変性疾

【表1】蓄積異常蛋白による疾患分類

蓄積異常蛋白	蓄積部位	疾患
リン酸化タウ	神経細胞，グリア細胞	タウオパチー （PSP，CBD，AD，Pick病）
リン酸化αシヌクレイン	神経細胞，グリア細胞	シヌクレイノパチー （パーキンソン病，レビー小体病，多系統萎縮症）
ポリグルタミン	神経細胞	ハンチントン病，MJD，DRPLA，SCA
TDP-43	神経細胞，グリア細胞	TDP-43プロテイノパチー

※ MJD：Machado-Joseph disease，DRPLA：dentatorubral pallidoluysian atrophy，SCA：spinocere-bellar ataxia

患について，臨床類型と異常蛋白の種類による分類を結合して表記する場合がある。たとえば，上述のFTLDであれば，FTLDの後にその異常蛋白名を冠して，FTLD-tau，FTLD-TDPなどの表記である。ただし，異常蛋白を調べるには，病理学的な検討が必要であり，それ以外のバイオマーカーは現時点では確立していない。したがって，臨床的には，それぞれの疾患における臨床診断基準を個別に適応するのが現状である。

③ 要素的言語症候とPPAの関係

　脳血管障害による限局した脳損傷者を対象にした研究から，要素的言語症候と病巣の関係が明らかになっている（図3）[16, 17]。脳血管障害による失語の症候と，変性疾患による失語の症候は，同じではない。その理由としてはさまざまな要因が推測される。1つは，変性疾患では，病巣の広がりが脳血管障害よりも広範に及ぶことが多く，また，病巣が優位半球メインであっても，非優位半球にも機能低下が及んでいる可能性があり，病巣の広がり自体が異なることである。もう1つは，脳損傷のされ方が，'部位'ごとなのか，脳機能を支える'システム'単位なのかが異なる可能性もある。しかし，一方で，変性疾患の言語症候の中に，

➤KeyWord
＊バイオマーカー
生体の状態，病的過程や変化の指標。血液・尿・髄液などの体液や組織に含まれる物質をさすことが多いが，画像データその他の検査データも含まれる。

➤KeyWord
＊要素的言語症候
要素的な言語症候とは，現時点で，臨床的に分離しえる最少単位の症候である。

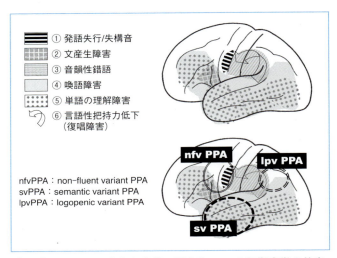

【図3】要素的言語症候と病巣の局在とPPAの初期病巣の首座
(大槻美佳:失語の診断:臨床に役立つポイント. 老年精神医学雑誌, 30 (増刊-1):57-65, 2019より転載)

コアとなる要素的な言語症候を見出すことも可能であり,その要素的な言語症候は,脳血管障害で得られた症候-部位の知見を援用することができる。**図3上段**に変性疾患を診断するのに役立つ要素的言語症候(①発語失行/失構音,②文産生障害,③音韻性錯語,④喚語障害,⑤単語の理解障害,⑥言語性把持力低下(復唱障害))を示した。また,**図3下段**に,PPAの3型の主病巣の範囲を示した[17]。

Ⅲ. 進行性失語の臨床的症候

❶ 原発性進行性失語(PPA)の診断基準とその位置付け

PPAの診断基準[12]を**図4**に示す。本診断基準は,二段階,すなわちまずPPAであることを診断したのちに,どの亜型にあてはまるかの診断をするという方法で進めるように

1. PPA であることの診断基準

必須要件　1. 言語の症状が最も顕著である。
　　　　　　2. 言語の症状が，日常生活活動の障害の主たる原因である。
　　　　　　3. 失語が発症時および病初期における最も顕著な障害である。
除外項目　1. 他の変性疾患や医学的な疾患によるものとして説明しやすいパターンである。
　　　　　　2. 認知障害が精神科的疾患によるものとして説明しやすい。
　　　　　　3. 初期から明らかなエピソード記憶障害，視覚性記憶障害，視知覚障害がみられる。
　　　　　　4. 初期から明らかな行動異常がみられる。

2. 3タイプの分類

―― 非流暢／失文法型 ――	―― 意味型 ――	―― 語減少型 ――
以下のうち1つを満たす。 1. 発話における失文法 2. 一貫性のない語音の誤り，努力様で滞る発話（発語失行）	以下の両者を満たす。 1. 視覚性呼称障害 2. 単語理解障害	以下の両者を満たす。 1. 自発話と呼称で語想起障害 2. 文や句の復唱障害
以下のうち2つを満たす。 1）文法的に複雑な文の理解障害 2）単語の理解は保存 3）対象の知識は保存	以下のうち3つを満たす。 1）対象の知識の障害（特に低頻度，低親密語） 2）表層性失読・失書 3）復唱能力の保存 4）発語（文法面と運動面）の保存	以下のうち3つを満たす。 1）自発話や呼称における発語（音韻）の誤り 2）単語理解・対象知識の保存 3）発話の運動面の保存 4）明らかな失文法なし

【図4】原発性進行性失語（PPA）の臨床的な診断基準概要

(Gorno-Tempini ML, Hillis AE, Weinstraub S, et al. : Classification of primary progressive aphasia and its variants. Neurology, 76 : 1006-1014, 2011 より抜粋して引用)

なっている。PPAであることの診断に必要な要件は，1. 言語の症状が最も顕著であること，2. 言語の症状が，日常生活活動の障害の主たる原因であること，3. 失語が発症時および病初期における最も顕著な障害であることの3点である。'発症時'および'病初期'において，失語が最も顕著な障害とあるが，失語症状以外の他の症状の出現時期は規定されていない。一般には，発症から最低2年程度は失語症状のみがみられるとされていたが，本診断基準では，2年という期限は採用されてはいない。また必要な要件とともに，除外項目も列挙されている。1. 他の変性疾患や

※注4：記憶の分類で，言語や絵など，何らかの方法で表現できる記憶は陳述記憶と称され，陳述記憶はさらにエピソード記憶と意味記憶に二分される。エピソード記憶は，いつ・どこ・誰などの時間的，空間的な文脈のある出来事の記憶であり，意味記憶は，文脈がない記憶で，言語や普遍的な知識などをさす。

※注5：従来，肢節運動失行と称されてきた現象，すなわち，習熟動作が拙劣になるものをさす。ただし，この現象が厳密に'失行'なのか議論があり，今日，拙劣症と称されることが多い。

医学的な疾患によるものとして説明しやすいパターンである，2. 認知障害が精神科的疾患によるものとして説明しやすい，3. 初期から明らかなエピソード記憶障害，視覚性記憶障害，視知覚障害がみられる，4. 初期から明らかな行動異常がみられる，の4項目である。すなわち，病初期から，エピソード記憶や意味記憶※注4の障害，視知覚障害などを呈する場合には除外し，また，明らかな脳血管障害や腫瘍などがないことを画像で除外しておくことが必要である。行動異常などが初期にみられるタイプもあるが，それが訴えのメインになることはないので，区別が可能であろう。また，明らかなパーキンソニズムがある場合も除外する。ただし，軽度な四肢失行，指の巧緻運動の障害，すなわち，いわゆる拙劣症／肢節運動失行※注5と称されている症候はあってもPPAから除外しない。その他，痙攣性発声障害やパリラリア（同語反復），エコラリア（反響言語）も，基本的に，非言語性の症候なので，失語症状として考慮しない。

　さて，上述のようにPPAであると診断できたら，次に3タイプのどれにあてはまるか検討する。この3タイプは，記載の形式からは，たとえば，あるタイプにおける必須項目はあるタイプでの除外項目に入っており，3タイプは排他的に独立しているように定義されている。しかし，実際には，たとえば，「2つの項目のうち1つを満たす」，あるいは「4つの項目のうち3つを満たす」というように，必須要件に幅を持たせているため，それぞれのタイプに分類される症候群は均一ではなく，症候によっては2タイプのどちらの基準も満たしてしまう場合もあれば，どのタイプにもあてはまらないPPAもある。これに関しての批判や訂正の提案は，2011年以降，多々報告されている。ここで留意すべきは，PPAがすべてこの3タイプのいずれかに

あてはまるわけではないこと，本診断基準もまだ不十分な点があることである。したがって，臨床場面でPPAに出会った場合には，この診断基準のどのタイプにあてはまるかを判定することが目的（ゴール）ではなく，既存の視点にとらわれることなく，患者の症候に対峙し，よりよい視点を模索することが重要である。ゆえに臨床症候は，具体的かつ詳細に記録・記述しておくべきである。

❷ 各タイプの概要と問題点

各論は別項を参照されたい。ここでは，その概念の基本と，変遷あるいは指摘されている問題点を述べる。

A. 非流暢/失文法型（nfvPPA あるいは naPPA）

Gorno-Tempini らの診断基準[12] では，1. 発話における失文法，あるいは，2. 一貫性のない語音の誤り，努力様で滞る発話（発語失行）のいずれかを有するという要件が示されている（図4）が，この2つの事項の関係には曖昧な部分がある。2. 一貫性のない語音の誤り，努力様で滞る発話（発語失行）は，症候としてほぼ確立しているが，1. 発話における失文法という要件に関しては，当該論文[12]に，短くて単純なフレーズしか言えず，文法的な機能語が省略されると説明されているが，このような現象はさまざまな原因で出現しうる。確かに，文を産生する能力が低下すると，日本語の場合には助詞の欠落や誤用が起こりえる。しかし，逆に，助詞の欠落や誤用があれば，文を構築する能力が低下しているかというと，必ずしもそうではない。なぜなら，発語失行/失構音があれば，economy of effort[18] ※注6により助詞を省略する可能性があり，また，音韻操作障害があれば，1～2モーラの音韻で形成されている助詞に誤用とみなされる音韻の誤りが出やすくなるからである。また，

※注6：発語に何らかの問題がある場合，文法の障害がなくても，助詞などの省略がみられる。なぜならば，失語症者でも健常者でも，何らかの'話しにくい状況'があれば，発語を必要最低限に減らして伝えようとするからである。たとえば，通常の会話でも，「そこの塩を取って」と言わなくても，「そこ，塩取って」と助詞などを省略することは少なくない。失構音などの発語実現に問題がある場合も同様で，このような現象はeconomy of effort[18] と称されている。

文産生のもう1つの要は，語を連続して産出する能力である。たとえば，1分間に1〜2語の語列挙しかできないようでは，文を構築することはできない。そのため，この1. 発話における失文法の要件と，2. 一貫性のない語音の誤り，努力様で滞る発話（発語失行）の要件に関しては，論理的には，a.（発語の障害ではない）文産生の能力の障害がある場合（文構築そのものの問題，あるいは，語の連続想起の問題を含む），b. 文産生障害＋発語失行／失構音の場合，c. 発語の問題（発語失行／失構音）のみの場合がありうることになる。本診断基準では，1. か2. の「いずれかを」満たすとされているので，この診断基準にあてはめるだけなら，a.〜c. の厳密な区分は必ずしも必要でない。しかし，本診断基準[12]以降，多くの報告が，少なくとも，「失語を呈する群」（上記ではa. またはb.）と，「発語失行／失構音のみの群」（c.）を分離すべきと提案している[19, 20]。なぜなら，病理学的にこのnfvPPA（naPPA）は，タウオパチー，TDPプロテイノパチーやADなど，さまざまな報告があるが，「発語失行／失構音のみの群」ではタウオパチーであることが示されており，すなわち，1つの疾患単位として括れる可能性があるからである[21, 22]。そこで，「発語失行／失構音のみの群」は，近年，原発性進行性発語失行（primary progressive apraxia of speech：ppAOS）と個別に命名され，明確に区別されている[23]。a.とb.に関しては，まだ知見が不十分であるが，発語失行／失構音の程度はさまざまであっても，ほとんどの症例では発語失行／失構音を伴っていることから，現時点では，非流暢／失文法型PPA（nfvPPAあるいはnaPPA）のほとんどはb. のパターンと考えられる。

さて，診断の次の要件は，3つの事項のうち2つを満たすというものである（図4）。3つの事項とは，1）文法的に

🔹KeyWord
＊タウオパチー
注3 蓄積異常蛋白による疾患分類（表1）参照。

🔹KeyWord
＊プロテイノパチー
注3 蓄積異常蛋白による疾患分類（表1）参照。

複雑な文の理解障害，2）単語の理解は保存，3）対象の知識は保存である。このうち，3）に述べられている対象の知識が障害されることは，意味記憶障害をさし，これは意味性認知症（SD）／意味型PPA（svPPA）でしか出現しえないので，SD/svPPAでなければ必然的に，3）対象の知識は保存の項目は満たすことになる。したがって，実質的には，1）か2）を満たせばよいことになる。ここで，上述したc.「発語失行／失構音のみの群」では，発語失行のみなので，2）単語の理解は保存され，一方「失語を呈する群」（上述のa. b.）は，1）文法的に複雑な文の理解障害を示すので，これらの要件は当然満たすこととなる。以上より，本診断基準[12]後の知見を加味すると，nfvPPA（naPPA）は，失語を示す群なのか，発語失行／失構音のみの群なのかという判定が重要であり，かつ十分であると考えられる。ここで，「失語を示す群」の失語の要件として，Gorno-Tempiniらの診断基準[12]では，文の産生障害と，文法的に複雑な文の理解障害あるいは単語の理解障害ということになるが，喚語障害（呼称障害や語列挙障害）も鑑別に有用である[17]。

　nfvPPA（naPPA）は本邦でも報告が少なくないが，さまざまなパターンがあり，さらに亜型分類がなされる可能性がある[24]。また，nfvPPA（naPPA）の中に，進行性偽性麻痺を呈し，発語（speech）の障害とともに嚥下障害をきたす一群があり，進行性前部弁蓋部症候群あるいは進行性偽性球麻痺[※注7]と称され，病理学的にTDP-43が蓄積することが報告されている[25]。この一群は，嚥下障害の進行も早く，経過の途中で，筋萎縮性側索硬化症（ALS）[※注8]の症候を呈する場合もあり，注意を要する。

※注7：前部弁蓋部症候群は，フォア・シャヴァニ・マリー（Foix-Chavany-Marie：FCM）症候群とも称され，皮質型の偽性球麻痺を呈する症候群をさす。下部顔面，舌，咽頭・咀嚼筋の動きに障害を呈し，発語や嚥下に困難をきたす。発語は軽度であれば，発語失行／失構音のように変動が観察されるが，重度では発語発声はほぼ不可能になる。嚥下は反射的な嚥下や自然な文脈の中では可能であるが，随意的な要素が大きいと障害を呈するが，重度になるとどのような場面でも困難をきたす。この症候群が変性疾患で出現しうることが報告されており，病理学的にはALS，FTD-TDPなどの報告がある。

※注8：上位運動ニューロン（大脳皮質運動野→内包→脳幹部→脊髄前角に入る前まで）および下位運動ニューロン（脊髄前角から末梢）の両者に変性脱落を生じる変性疾患。上位運動ニューロン症候として，四肢の筋力低下，球麻痺，強制号泣，腱反射・下顎反射亢進などがある。下位運動ニューロン症候として，頭頸部・四肢の筋萎縮・筋力低下・線維束性収縮がある。その他，前頭葉機能低下などの認知機能障害がみられる場合もある。また，前頭側頭葉変性症の合併，原発性進行性偽性球麻痺の過程でALSの症候が顕在化する場合もある。

B. 意味型 (svPPA)

　本タイプの障害の基本は意味記憶障害である。意味記憶とは，言語，普遍的な事実など，我々がこれまでに獲得してきたさまざまな知識の記憶である。意味記憶障害としての言語障害は，対象の名称（語彙）が消失したような現象を呈し，本邦では語義失語として，古くから報告がなされていた[26, 27]。語義失語は，古典的失語分類の大枠では，超皮質性感覚失語に入るが，通常の超皮質性感覚失語と異なるのは，i) 単語を想起できないだけでなく，単語を聞いても既知感もなくなること，ii) 単語さえわかれば，文の理解や産生に問題を呈しないことである。i) については，たとえば，薔薇を見ても，「バラ」という語が想起できず，さらに，「バラ」と言われても何のことかわからず，しかも，既知感もないため，「バラって何ですか」などと質問する反応がみられる。Gorno-Tempini らの診断基準[12]（図4）では，1. 視覚性呼称障害，2. 単語理解障害の両者が必須要件とされているが，語の意味記憶の障害があれば，1. 2. は当然，同時に出現するものである。次の要件として，4つの事項のうち3つを満たせばよいとされているが，これはやや混乱を招く可能性がある。4つの事項とは，1) 対象の知識の障害，2) 表層性失読・失書，3) 復唱能力の保存，4) 発語の保存である。1) 対象の知識の障害は，語義障害（語義失語）よりも広い意味を持つ。すなわち，対象の名称が言えないのみでなく，その対象を見ても，何なのかわからなくなることをさす。この症候は，病巣が左側頭葉に留まっている場合には，語義障害（語義失語）に留まっているので，対象の知識の障害まで顕在化しないが，病巣が右側頭葉にも及ぶと，言語以外の対象の知識にも障害がみられる。たとえば，顔がわからなくなったり，音を聴いても何の音かわかりにくくなったりする。したがって，1) の有無はsvPPA

⇒KeyWord

＊**語義失語**

本邦で，井村（1943）によって最初に報告され，田辺ら（1992）により広く紹介された失語症候群である。'語義'（意味）の側面に特異的な障害を呈する。一方で，発語，把持力，音韻，統語などは保たれる。PPAの分類のsvPPAに対応する。

⇒KeyWord

＊**視覚性呼称**

対象を'視覚的'に提示された場合の呼称。通常の物品呼称課題などは視覚性呼称課題である。

の経過や重症度によって，満たす場合もあれば満たさない場合もある。2) 表層性失読・失書は，読み書き障害のパターンをさす。それは，ある文字にある音（読み）が対応しているという「文字–音」の単純対応が可能である一方で，「文字–意味」の対応ができないというパターンである。そのため，仮名については，「文字–音」の単純対応能力が保たれているので，音読したり，言われた通り書いたりすることが可能であるが，一方で，漢字については，たとえば，「百合」を「ひゃくあい」と音読したり，「ゆり」と書くように言うと「油利」などと書いたりするなど，音に依存した反応を呈する障害のパターンがみられる。この場合，もちろん意味は理解していない。これは，音韻処理能力が保たれている一方で，意味処理能力が障害されるという状況で出現する現象である。したがって，もともと読み書きができなかったという例外でもない限り，svPPAではこの条件を満たさないということは通常考えにくい。3) 復唱能力の保存という要件も，復唱能力は，意味記憶障害/語義障害に関係ないので，必ず満たす。4) 発語の保存という要件も，意味記憶障害/語義障害とは関係ないので，必ず満たす。診断基準にある，1) ～ 4) の4つの要件のうち，3つを満たせばよいという条件は，逆にいえば，1つ満たさないものがあってもよいということであるが，上記，2) ～ 4) は必須といえる事項である。語義失語では，発語は保たれ，流暢で，復唱にも問題がない一方で，単語理解の障害と呼称の障害がある。加えて上述した表層性失読・失書が出現することは，類音的錯読/錯書と称されて，古くから報告されている[26, 27]。したがって，上記の2) ～ 4) のどれかを満たさない場合は，語義失語なのか，十分に吟味する必要がある。

C. 語減少型 (lpvPPA)

　本タイプは，今日，語減少型と総称されているが，もともとは，logopenic/ phonological PPAすなわち，語減少/音韻型PPAと表現されていた[28]。診断基準ではphonologicalの用語は削除されているが，'phonological（音韻性）'障害の重要性が指摘されている[29]。lpvPPAの病巣の主座は頭頂葉を中心とした領域であるとされているが[12]（**図3**），詳細な検討では[30]，左角回を中心とした機能低下がある場合には喚語障害（呼称障害）が前景になり，左縁上回の機能低下が中心であると音韻性錯語が前景になることが報告されている。lpvPPAには2つの必須事項がある。1.自発話と呼称で語想起障害があり，かつ，2.文や句の復唱障害があるということである。次に，4項目のうち，3つを満たせばよいとされている。4項目とは，1）自発話や呼称における発語（音韻）の誤り，2）単語理解・対象知識の保存，3）発語の運動面の保存，4）明らかな失文法なしである。4項目のうち，3つを満たせばよいということは，逆にいえば，1つは満たさなくてもよいということになる。ここで，2）単語理解・対象の知識の「障害」は意味型PPAの必須事項であり，lpvPPAではこれらの機能は「保存」されるので，この事項は満たすことになる。また，3）発語の運動面の「障害」や，4）失文法は非流暢/失文法型PPAの必須事項であり，lpvPPAではみられないので，3），4）も必ず満たす。すなわち，2）〜4）は，意味型PPAでも，非流暢/失文法型PPAでもなければ，必然的に満たすということになる。したがって，「満たさない」項目が1つあるとしたら，1）自発話や呼称における発語（音韻）の誤りのみしか選択肢はないことになる。よって，形式上は，4つのうち，どれか1つを満たさなくてもよいとされているが，2），3），4）が「満たさない」事項に

該当する場合には，再吟味する必要がある．

Ⅳ．PPAの背景病理および臨床診断基準との関係

nfvPPA（naPPAあるいはPNFA）の背景病理としては，Harrisらの報告[31]では，いわゆるFTLDが77％とされているが，内訳は，タウオパチー（CBD/PSP）：51％，TDP-43：26％，アルツハイマー病：21％と報告されている．他の報告[32,33]でも，Pick病，TDP-43（TypeA），CBD，PSPの4つがほぼ同じ程度にあることが示されている（図5）．細かい割合は報告により多少異なるが，nfvPPA（naPPAあるいはPNFA）の背景病理は，CBDやPSPなどのタウオパチーで50～60％以上を占めることはコンセンサスが得られているといえる．また，nfvPPA（naPPA）の中でも，発語失行/失構音が前景に立つ原発性進行性発語失行（ppAOS）の背景病理はPSPが多いとされている[34]．一方，svPPA（SD）の背景病理は，報告によるばらつきは少なく，大多数がTDPプロテイノパチーである．その中では，TDP-43（TypeC）が大多数を占め

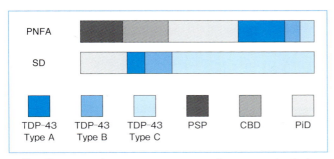

【図5】nfvPPA（naPPAあるいはPNFA），svPPA（SD）と背景病理の関係

(D'Alton S, Lewis J : Therapeutic and diagnostic challenges for frontotemporal dementia. Front Aging Neurosci, 6 : 204, 2014より引用)

るが，その他，Pick病，TDP-43（TypeB）などと報告されている。lpvPPAの背景病理も，56％がアルツハイマー病と報告されている[31]。

　ここで，nfvPPA（naPPA）の背景疾患として関連の深いCBD，PSPの臨床診断について，近年，診断基準の刷新もあり，PPAとの関係が明記されているので，触れておく。

① CBD

　Armstrongの診断基準[13]では，CBDは4つのサブタイプ：大脳皮質基底核症候群（CBS），前頭葉性行動・空間症候群（FBS），非流暢/失文法型原発性進行性失語（nfvPPAあるいはnaPPA），進行性核上性麻痺症候群（PSPS）が示されている。したがって，nfvPPA（naPPA）があれば，CBDの観点からもみる必要がある（**表2**）[35]。

② PSP

　Höglingerらの診断基準[15]は，臨床症候を4つの機能ドメイン（O：眼球運動障害，P：姿勢保持障害，A：無動，C：認知機能障害）に分類している。その中で，C1では，発語/言語障害について，nfvPPA（naPPA）およびppAOSが記載されている。したがって，nfvPPA（naPPA），ppAOSがあれば，PSPの観点からもみる必要がある（**表2**）[35]。

Ⅴ. これからの視点

　PPAの概念は，Mesulam[1]の論文によって再認識されてから，Gorno-Tempiniらの診断基準[12]が出るまで，約30年間の月日を要した。そして，Gorno-Tempiniらの診断基準[12]から8年が過ぎようとしている今日，この診断基準の

【表2】診断基準に挙げられている高次脳機能障害

CBD	**Armstrong基準（2013）[13]**
	probable CBS ＆ possible CBS 　　（d）口舌顔面失行あるいは四肢失行 　　（e）皮質性感覚障害 　　（f）他人の手徴候（単純な浮揚以上のもの）
	FBS（前頭葉性行動・空間症候群） 　　（a）遂行機能障害 　　（b）行動ないし性格変化 　　（c）視空間障害
	非流暢/失文法型PPA（nfvPPA or naPPA）
PSP	**PSP基準（2017）[15]**
	C1：発語/言語障害 　　1．非流暢/失文法型PPA（nfvPPA or naPPA） 　　2．原発性進行性発語失行（ppAOS）
	C2：前頭葉性認知/行動症候 　　1．アパシー 　　2．精神緩慢 　　3．遂行機能障害 　　4．音韻条件による語想起障害 　　5．衝動性，脱抑制または保続
	C3：大脳皮質基底核症候群（CBS） 　　1．皮質徴候
FTLD	**（Snowden et al. 1996[10]，Karageorgiou et al. 2014[14]）**
	行動型FTD（bv FTD） 非流暢/失文法型PPA（nfvPPA or naPPA） 意味型PPA（svPPA）

原発性進行性失語（primary progressive aphasia：PPA）
非流暢/失文法型PPA（nonfluent/agrammatic variant PPA：nfvPPAあるいはnaPPA）
原発性進行性発語失行（primary progressive apraxia of speech：ppAOS）
大脳皮質基底核症候群（corticobasal syndrome：CBS）

（大槻美佳：高次脳機能障害．非定型パーキンソニズム―基礎と臨床―（下畑享良，編）．文光堂，東京，pp.28-37, 2019より転載）

問題点が多々指摘され，修正の試みがなされている．今日，解決すべき議論のポイントは大きく2つに分類できる．1つは，診断基準にあてはまらない症候をどう考えるか，あるいはどう位置付けるか，2つ目は，提起されている3つのタイプをどう精錬して疾患単位につなげるかということである．前者に関しては，さまざまな症例が報告されて

いるが，詳細な臨床症候や検査所見の蓄積が必要である。また，後者に関しては，Ⅲ．で述べたように，nfvPPA（naPPA）は，ppAOSとそれ以外のnfvPPA（naPPA）に分けること，あるいは，lpvPPAは，logopenic PPAとphonological PPAに分けることなどが試みられている。臨床類型は，病理学的な所見と対応させることが疾患単位の確立に必要である。そのために，臨床家がより適切な臨床類型を提起できるようひとりひとりの患者に真摯に対峙する必要がある。

文　献

1) Mesulam MM : Slowly progressive aphasia without generalized dementia. Ann Neurol, 11 : 592-598, 1982.
2) Pick A : Über die Beziehungen der senilen Hirnatrophie zurAphasie. Pager Medizinische Wochenschrift, 17 : 165-167, 1892.
3) Serieux P : Sur un cas de surdité verbal pure. Rev Med, 13 : 733-750, 1893.
4) 高次脳機能障害全国実態調査委員会 : 高次脳機能障害全国実態調査報告. 高次脳機能障害研究, 36 : 492-502, 2016.
5) Mesulam MM, Weintraub S : Spectrum of primary progressive aphasia. Baillieres Clin Neurol, 1 : 583-609, 1992.
6) 大槻美佳 : 前頭葉と言語. 脳神経内科, 90 : 531-538, 2019.
7) Gustafson L : Frontal lobe degeneration of non-Alzheimer type. II. Clinical picture and differential diagnosis. Arch Gerontol Geriatr, 6 : 209-223, 1987.
8) Neary D, Snowden JS, Northen B, et al. : Dementia of frontal lobe type. J Neurol Neurosurg Psychiatry, 51 : 353-361, 1988.
9) The Lund and Manchester Groups : Clinical and neuropathological criteria for frontotemporal dementia. J Neurol Neurosurg Psuchiatry, 57 : 416-418, 1994.
10) Snowden JS, Neary D, Mann DMA : Fronto-temporal lobar degeneration : fronto-temporal dementia, progressive aphasia,

semantic dementia. Churchill Livingstone, New York, 1996.

11) Neary D, Snowden JS, Gustafson L, et al. : Frontotemporal lobar degeneration. A consensus on clinical diagnostic criteria. Neurology, 51 : 1546-1554, 1998.

12) Gorno-Tempini ML, Hillis AE, Weinstraub S, et al. : Classification of primary progressive aphasia and its variants. Neurology, 76 : 1006-1014, 2011.

13) Armstrong MJ, Litvan I, Lang AE, et al. : Criteria for the diagnosis of corticobasal degeneration. Neurology, 80 : 496-503, 2013.

14) Karageorgiou E, Miller BL : Frontotemporal lobar degeneration : a clinical approach. Semin Neurol, 34 : 189-201, 2014.

15) Höglinger GU, Respondek G, Stamelou M, et al. : Clinical diagnosis of progressive supranuclear palsy : The movement disorder society criteria. Mov Disord, 32 : 853-864, 2017.

16) 大槻美佳：言語機能の局在地図. 高次脳機能障害研究, 27 : 231-243, 2007.

17) 大槻美佳：失語の診断：臨床に役立つポイント. 老年精神医学雑誌, 30（増刊-1）: 57-65, 2019.

18) Isserlin MC : Über Agrammatismus. Zeitchrift für die gesamte Neurologie und Psychiatrie, 75： 332-410, 1922（池村義明：M. イサーリン：失文法について. 神経心理学の源流　失語編（下）（秋元波留夫, 大橋博司, 杉下守弘, ほか, 編）. 創造出版, 東京, 1984）.

19) Croot K, Ballard K, Leyton CE, et al. : Apraxia of speech and phonological errors in the diagnosis of nonfluent/agrammatic and logopenic variants of primary progressive aphasia. J Speech Lang Hear Res, 55 : S1562-S1572, 2012.

20) Mesulam MM, Wieneke C, Thompson C, et al. : Quantitiative classification of primary progressive aphasia at early and mild impairment stages. Brain, 135 : 1537-1553, 2012.

21) Josephs KA, Duffy JR, Strand EA, et al. : Clinicopathological and imaging correlates of progressive aphasia and apraxia of speech. Brain, 129 : 1385-1398, 2006.

22) Harris JM, Jones M : Pathology in primary progressive apahasia syndromes. Curr Neurol Neurosci Rep, 14 : 466, 2014.

23) Josephs KA, Duffy JR, Strand EA, et al. : Characterizing a neurodegenerative syndrome : primary progressive apraxia of speech. Brain, 135 : 1522-1536, 2012.

24) 大槻美佳：進行性非流暢性失語の症候と経過. 高次脳機能研究, 35 : 297-303, 2015.

25) Otsuki M, Nakagawa Y, Mori F, et al. : Progressive anterior operculum syndrome due to FTLD-TDP : a clinico-pathological investigation. J Neurol, 257 : 1148-1153, 2010.

26) 井村恒郎：失語―日本語に於ける特性―. 精神経誌, 47 : 196-218, 1943.

27) 田辺敬貴, 池田　学, 中川賀嗣, ほか：語義失語と意味記憶障害. 失語症研究, 12 : 153-167, 1992.

28) Gorno-Tempini ML, Brambati SM, Ginex V, et al. : The logopenic/phonological variant of primary progressive aphasia. Neurology, 71 : 1227-1234, 2008.

29) 小川七世, 大槻美佳：logopenic progressive aphasia. 伝導失語（日本高次脳機能障害学会教育・研修委員会, 編）. 新興医学出版社, 東京, pp.173-194, 2012.

30) 大槻美佳, 中川賀嗣, 緒方昭彦：語減少型原発性進行性失語（lpvPPA）の症候・画像所見・経過（会）. 高次脳機能研究, 39 : 62, 2019.

31) Harris JM, Gall C, Thompson JC, et al. : Classification and pathology of primary progressive aphasia. Neurology, 81 : 1832-1839, 2013.

32) Josephs KA, Hodges JR, Snowden JS, et al. : Neuropathological background of phenotypical variability in frontotemporal dementia. Acta Neuropathol, 122 : 137-153, 2011.

33) D'Alton S, Lewis J : Therapeutic and diagnostic challenges for frontotemporal dementia. Front Aging Neurosci, 6 : 204, 2014.

34) Josephs KA, Duffy JR, Strand EA, et al. : The evolution of primary progressive apraxia of speech. Brain, 137 : 2783-2795, 2014.

35) 大槻美佳：高次脳機能障害. 非定型パーキンソニズム―基礎と臨床―（下畑享良, 編）. 文光堂, 東京, pp.28-37, 2019.

第Ⅰ章　進行性失語の概念と認知症の言語症状

アルツハイマー病と前頭側頭型認知症の言語症状

公益財団法人浅香山病院精神科・認知症疾患医療センター　繁信　和恵

ワンポイント・アドバイス
臨床に役立つ　One-point Advice

　アルツハイマー病でも前頭側頭型認知症でも脳の変性部位に応じた言語症状を呈することが知られている。言語症状と病巣部位との対応は脳血管障害のそれと共通するとことが多い。しかし，アルツハイマー病も前頭側頭型認知症も変性疾患であるため，脳血管障害の言語症状のようにクリアカットでない場合が多い。また，他の認知機能低下や精神症状・行動異常のために，詳細な検査や評価が困難な場合が多い。しかし，それらが言語症状に大きな影響を与えている場合もある。加えて，両疾患ともに進行性の疾患であるため，特異な言語症状を呈している期間が極めて短い期間であったり，進行に応じて言語症状は刻々と変化することが常である。そのため，診察・リハビリテーション・ケアにあたるそれぞれの場面で，患者さんと会話し，発語を聞き，機会を逃さず，進行に応じた病巣の局在や広がりを推定することが重要である。

はじめに

　アルツハイマー病（Alzheimer's disease：AD）でもみられることがある非流暢性進行性失語，logopenic型進行性失語，前頭側頭型認知症（frontotemporal dementia：FTD）のうち意味性認知症で認める語義失語については他稿で詳細に述べられるため本稿での詳細な記載は避けることとする。

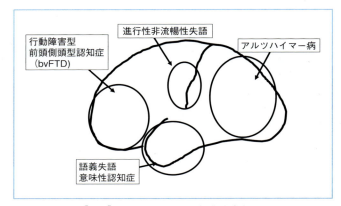

【図1】各病態・疾患の変性障害部位

　認知症の症状がある場合には，言語症状をどのように評価しどう考えるかは，脳血管障害の言語症状に比べて難しい点が多い。なぜならば，失語症は非言語性の他の機能は保たれていることを前提として定義されてきたからである。認知症の言語症状を診るにあたり，①認知症性疾患における特異的な言語症状と，②認知症により全般的な認知機能低下をきたしたため，言語機能が総じて低下し，そのために言語症状が顕在化する場合を区別して考える必要がある。ここでは主に①にあたる変性性の認知症性疾患の言語症状について述べる。変性性の認知症性疾患の言語症状においても要素的言語症状の機能局在の原理は概ねあてはまる（図1）。たとえば，前頭-側頭葉の機能低下や，頭頂葉など後方領域の機能低下によって出現する失語症などである。それらを要素的な症状に分析してきちんと評価することは，認知症性疾患の診断や，今後出現する症状についての手がかりになる。さらにはケアの仕方を考える上でも大切である。

Ⅰ. 認知症の言語症状を診る

物忘れだけではなく，「言葉がうまく出ない」ということを主訴に初診をする変性性の認知症性疾患は少なからずいる。「言葉がうまく出ない」という状態には，どのような状態が考えられるだろうか。同じように「言葉がうまく出ない」と表現された言語症状であっても，①「正しい日本語の音ではない」という音レベルの問題，②「正しい日本語の音ではあるが正しい単語にならない」という単語レベルの問題，③「正しい単語は言えるがすらすら言えない」という出具合の問題など，内容が異なる。これらの違いを評価するためには，要素的な言語症状を分析する必要性がある。観察すべき症状は脳血管障害の言語症状を評価する場合と同様であり，自発話，呼称，復唱※注，聴理解，書字・読字に分けて評価する必要がある。

Ⅱ. アルツハイマー病の言語症状

ADでは典型例においては最初，単語が思い出せないという語健忘ないし語想起障害からはじまり，流暢性失語の病像を呈するが，脳変性部位が左中心前回の中〜下部に及ぶ場合は稀に失構音を伴う非流暢性失語像を示す例がある。語性・音韻性錯語の他，新造語がみられることもあるが，基本的には超皮質性パターンを取る。心理検査上，復唱が障害されているとみられる場合でも，実際は全般的な認知機能低下や言語性短期記憶障害により復唱の指示が十分に理解できていなかったり，取り繕いが顕著で何を検査したのか判然としない場合が多い。ADの語健忘ないし語想起障害は，別稿で述べられる意味性認知症でみられる語失語とは異なり，「エンピ」と語頭音のヒントを与えると

※注 復唱：検者が口頭で音声刺激を与え，患者にそれを模倣させる検査である。刺激には単音，単語，文章，系列語，無意味音列，数字列などを復唱させる。復唱障害の発生機序は単一ではないと考えられる。音韻性錯語の頻発による復唱障害と，言語性短期記憶障害による復唱障害に区別される。言語性短期記憶は言語情報を処理する数秒の間，その情報を把持しておく機能である。数唱などで簡便に評価できる。言語性短期記憶の責任病巣は上側頭回〜縁上回〜中心前回近隣の皮質下である。

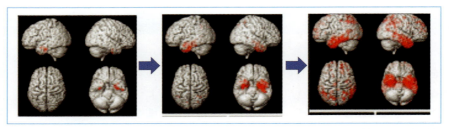

【図2】軽度認知機能障害からアルツハイマー病への進行を追跡した頭部MRI統計画像
(Whitwell JL, Przybelski SA, Weigand SD, et al. : 3D maps from multiple MRI illustrate changing atrophy patterns as subjects progress from mild cognitive impairment to Alzheimer's disease. Brain, 130 : 1777-1786, 2007 より引用)

「エンピツ」と答え，補完が可能である。

❶ 典型的なアルツハイマー病における言語症状

軽度認知機能障害からADへの進行を追跡した頭部MRI統計画像でもわかるように，一次運動野・感覚野・中心前後回付近は保存される傾向は明らかである（図2）[1]。ついで復唱経路にあたり，音韻，統辞など本来の言語機能を司る傍シルビウス裂領域は比較的保存される。それよりも周辺領域の連合野に障害が強いことが多い。また前方連合野よりも後方連合野の病変の障害度合が強いのが普通で，側頭葉の後方下部も病変による障害が強い一部である。上記のような理由で構音などの発話運動は保存されることが多い。

初期には喚語困難（呼称障害）からはじまり，進行すると語や文の理解に障害が及ぶが，復唱は比較的保たれる。喚語困難は物品の呼称障害と語列挙障害（語想起障害）に分けることが可能である。ADの場合は呼称に比して語列挙が障害されることが多い。責任病巣は優位側の下前頭回後部や角回，下側頭回後部，前頭葉内側面などが主に知られている。失語型でいえば失名詞失語（健忘失語）に近い

> **KeyWord**
> ＊喚語困難
> 喚語困難とは，失名詞，失名辞などとも呼ばれ，単語を思い起こすことのできない障害をさす。

状態である。

　中期になると発語は流暢であるものの，語や文の理解障害，さらには意味性錯語が出現するようになる。一方で音韻性錯語は少なく，復唱は比較的保存される。失語型でいえば失名詞失語（健忘失語）から超皮質性感覚失語へ移行した状態である。超皮質性感覚失語の病巣としては一般に優位半球の側頭後頭連合野あるいは左前頭葉外側部が報告されており，ADでも一致するものであろう。

　さらに進行すると，発話量はあっても内容が少なく，2人で話していても会話の内容が全く噛み合っていない状態となる。失名詞失語（健忘失語）から超皮質性感覚失語を経てempty speech・仮性対話の状態となる。

❷ 左側頭優位の機能低下が目立つアルツハイマー病の言語症状

　松田は，左側頭優位の機能低下が目立つADの言語症状は，「喚語困難・漢字の健忘失書型」，短期記憶（short-term memory：STM）低下・音韻性錯語が目立つ「logopenic型」，語義失語様の言語症状が目立つ「左側頭葉型」に分類している[2]。

1）喚語困難・漢字の健忘失書型

　ADは大脳皮質基底核変性症やFTDのように左右差は通常目立たない疾患であるが，時に非対称性の変性を示す場合があり，左優位型では言語症状が主体になる。もともとのAD病変性の分布を保ったままで左の変性が優位となったタイプであり，喚語困難，漢字の健忘失書を主症状とする。左側頭葉優位の機能低下が目立つADではこれが最も多い。

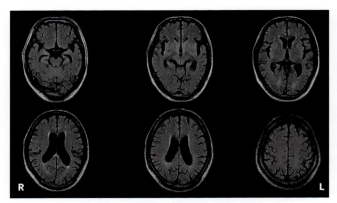

【図3】症例1の頭部MRI（X＋3年）

【症例1】
　60代前半，右利き男性，AD（罹病期間3年）。50代後半頃から物忘れが目立つようになり仕事に支障をきたすようになった（X年）。X＋1年時，仕事を解雇され再就職先を探すものの，ハローワークで書類に漢字がうまく書けなかった。徐々に症状が進行し，会話の中で「あれ，それ」といった指示代名詞が増えた。認知機能低下の進行に伴い，的外れな返答をすることも増えた。神経学的所見は異常なし。頭部MRI，SPECT画像（図3，図4）からは後方連合野の障害が強まり，喚語困難・漢字の健忘失書型から超皮質性感覚失語に移行した状態が推測される。

2) Logopenic型
　Logopenic型については他稿に委ねる。

3) 左側頭葉型
　意味性認知症と左側頭葉型ADの症候学的違いは多少ともエピソード記憶を伴う場合が多い点にある。意味性認知

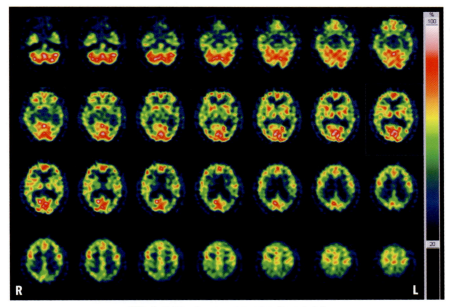

【図4】症例1のECD SPECT（X＋3年）

症では病初期には言語症状に対して病識が強いことが多いが側頭葉型ADは言語症状についての病識は乏しい。また意味性認知症のように「○○って何？」と聞き返す反応がほとんどみられない。また意味性認知症は進行するにつれて語彙収束傾向が認められるが，左側頭葉型ADでは語彙収束傾向はなく，非特定の語や代名詞が多用される傾向がある。また一部の意味性認知症に認められるような多弁傾向はない。

❸ その他の言語症状

1) 語間代（logoclonia）

　発話語句の原則として終わりの部分の音節を間代的に何度も反復する言語症状である。ADが比較的進行し，中期

からバリント症候群やミオクローヌスなどが出現する後期への移行時期に出現しやすい。「バナナ」と言おうとして「バナナ，*ナナナ*」となったり，「そうなんです，*すすす*」といった表現になる。

語間代は時に吃様発話や再帰性発話などとの鑑別が必要である。しかし吃様発話の場合は，語の最初の音が繰り返される点で表現型が異なる。また再帰性発話では，語句の最後が繰り返されるというよりも，発話そのものが特定の語句や音綴の繰り返しのみになってしまう点で異なる。

語間代が典型的にみられる場合は，ADにかなり特異的な症状と考えられ，鑑別診断上重要である。

2）ジャルゴン

錯語が高度になり発話全体が意味不明になったものをジャルゴンと呼ぶ。ジャルゴンは未分化ジャルゴン（個々の語音も十分には弁別できず，未分化な音の連続として聞こえる発話），新造語ジャルゴン（新造語が多発して意味理解が困難な発話），意味性ジャルゴン（個々の単語は実在するが，文章全体として意味をなさない発話）などに分類される。

Ⅲ．前頭側頭型認知症でみられる言語症状

FTDには行動障害型前頭側頭型認知症（behavioral variant frontotemporal dementia：bvFTD），意味性認知症（semantic dementia：SD），進行性非流暢性失語（progressive non-fluent aphasia：PA/PNFA）の3つの症候が含まれる。SD，PA/PNFAについては他稿で詳細に述べられるのでここでは省略する。本稿ではbvFTDにみられる失語症の周辺症状のうちPEMA症候群などを取り上げる。PEMA

症候群とはフランスのGuiraudにより提唱された症候群のことで，反復言語（palilalia），反響言語（echolalia），無表情（amimie），緘黙（mutism）の4徴候をまとめたものである[3]。この症候群はピック病（FTDの1つ）の重要な診断徴候として挙げられてきた。

① 反復言語（palilalia）

「もうご飯食べました，もうご飯食べました，もうご飯食べました」というように同じ言葉が反復される症候である。この症状は同語反復とも呼ばれ，問いかけに対して同じ言葉で反応する後述の滞続言語とは異なり，一旦患者自らが発した言葉を繰り返す。そのため間代性保続に相当する。反復言語が比較的独立して認められるのは，基底核（とくに線条体）や補助運動領野の損傷の際であるといわれている。

② 反響言語（echolalia）

何か話しかけられたりしたときに，聞いた言葉をオウム返しにそのまま口にしてしまう症候である。

③ 滞続言語

放置されているとほとんど話さないにもかかわらず，話しかけられるといつも同じ「語り」を繰り返す特徴的な症状である。滞続言語は一定のまとまりを持った「語り」としての表現型を取る。ただし，比較的短い文に留まることもあれば，かなり長く，形式的であっても一定のストーリー性を持った「語り（話し）」を，検者の問いかけに対して，一言一句違わずに一日に何度でも繰り返すという場合もある。これについてはMayer-Grossが「オルゴール時計症候群」と記載している[4]。とりわけ側頭葉優位型のピック病

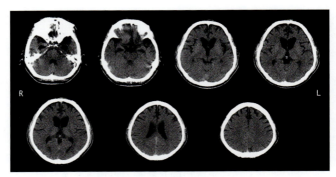

【図5】症例2の頭部CT（X＋3年）

（SD）でみられることが多いといわれており，責任病巣としては左優位の側頭葉が重要とされている。しかし筆者らは，前頭葉優位型のFTDにおいて病初期にオルゴール時計症候群が顕著にみられた症例を経験した（症例2）。その症例は経過とともに次第に「語り」の一部を省略するようになり，のちに緘黙に至った[5]。

【症例2（図5，図6）】

bvFTD，右利き，男性。

X年頃より，職場で他人の弁当やおやつを欲しがり，勝手に食べる行為が出現。同年秋頃から，家庭では手洗いした数分後に再び手洗いする，水道・ガス栓の確認を頻回にする行為が目立つようになった。次第に子供の面倒もみなくなった。X＋2年1月から，1日に4～5回入浴したり，ハンバーガーを1日に何回も買いに行くようになった。X＋3年1月，A病院へ入院した。周囲が高齢者ばかりにもかかわらず，そのことには全く関心を示さなかった。他患の面会に来た家族におやつをねだったり，入浴後全病棟を3周全力疾走してから自室に戻る，病棟を走って回る途中

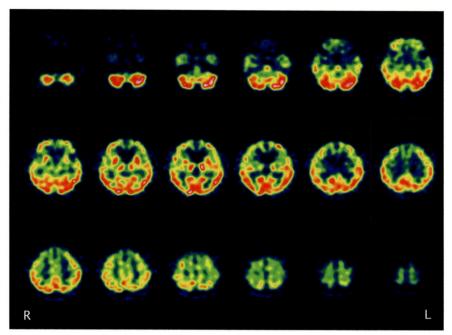

【図6】症例2の ^{99m}Tc HMPAO SPECT（X＋3年）

に他患者の頭をニコニコ笑いながら次々と叩くなどの，脱抑制的行動，儀式的行動がみられた。

　入院当初，著明なオルゴール時計症状を認めた。数種類のエピソードを繰り返し語った。この症状はX＋2年9月頃からみられていた。神経学的所見は異常なし。

　話題が家族や子どもの話になると，『プーさんのぬいぐるみの手を引っ張って，「遊びに行くの，行くの」って言うから，誰と？って聞いたら「パパとパパと」って言うからそれパパちゃうって言って。僕は太っちょでたれ眉やから子どもはプーさんやと思ったんでしょうね。そしたら冷蔵庫の前に仰向けになって手足をバタバタさせて泣き出したから，よしよしって抱っこして，アンパンマン見ようって

言ったら，アンパンマン，アンパンマンって言って見てましたね。嫁さんが帰ってきて，黒い長方形のフライパンで木の取っ手が付いてるやつで，赤いウインナーを8本くらい焼いて，僕と嫁さんが3本ずつで，○○が2本で。○○ちゃんご飯食べるよって言ったら，ムックと起き上がってテーブルに座ってフォークでウィンナーを突き刺して，おいしい，おいしいって食べましたね。』と促迫的に語り，語り終えると黙る。

4 緘黙

FTDが高度に進行すると，無表情になり何を話しかけられても返答の得られない緘黙の状態に至る。

FTDでは自発性の低下とともに，被影響性の亢進や常同行動が出現することが重要な特徴であり，それらが言語症状に反映したのが反復言語や反響言語，滞続言語，緘黙などの症候であると考えられる[6]。

おわりに

変性性の認知症性疾患の言語症状にも，脳血管障害や脳外傷などにおける失語症候群の機能局在は概ねあてはまる。そのため変性性の認知症性疾患において，要素的な言語症状を評価することは広がりを持つ変性の病巣部位を検討する上でも重要であり，鑑別診断や患者のケアの方法を考える根拠にもつながるものである。一方で変性疾患ではSPECTやPETなどの機能画像による病巣部位，広がりに臨床的評価がバイアスを受けている場合も少なくない。また，認知症性疾患は多くが心理行動症状を併せ持っている。そのため言語症状が行動の障害の言語的側面として捉えられることも多い。認知症性疾患の診療においてその言動を注意深く観察することが必要である。

⟩ KeyWord

＊被影響性の亢進

外界からの刺激に容易に反応してしまう症状。前方連合野が障害され後方連合野が本来有している状況依存性が解放された結果起きる。すなわち外界からの刺激に容易に反応してしまう症状である。

⟩ KeyWord

＊常同行動

前頭側頭型認知症では初期から固執傾向が強まり，毎日同じ時間に同じ行動をする様子が目立つようになることが多い。前方連合野から大脳基底核への抑制が外れた結果と理解できる。

文 献

1) Whitwell JL, Przybelski SA, Weigand SD, et al. : 3D maps from multiple MRI illustrate changing atrophy patterns as subjects progress from mild cognitive impairment to Alzheimer's disease. Brain, 130 : 1777-1786, 2007.

2) 松田　実：アルツハイマー型認知症の言語症状の多様性. 高次脳機能研究, 35 : 312-324, 2015.

3) Guiraud P : Psychiatrie Clinique. Le François, Paris, 1956.

4) Mayer-Gross W : Zur Symptomatologie orgnischer Hirnschadigung ; 1. Das Spieluhrsymptom. Arch Psychiat Nervenkr, 92 : 433-439, 1931.

5) 繁信和恵：前頭側頭型認知症のBPSD. 老年精神医学雑誌, 21 : 867-871, 2010.

6) Shigenobu K, Ikeda M, Fukuhara R, et al. : The Stereotypy Rating Inventory for frontotemporal lobar degeneration. Psychiatry Res, 110 : 175-187, 2002.

第Ⅰ章 進行性失語の概念と認知症の言語症状

変性疾患診療における言語評価の意義

清山会医療福祉グループ顧問，いずみの杜診療所　松田　実

ワンポイント・アドバイス
One-point Advice

　これまで失語症候学は脳血管障害によって起こる言語症状を対象とすることが多かったが，進行性失語を代表とする変性疾患による言語症状に対する研究が隆盛を迎え，失語症候学に新しい地平が拓かれつつある。変性疾患と脳血管障害の病理の時間的・空間的特徴の差異から，両者の言語症状の違いがもたらされる。意味性認知症にみられる語義失語や意味記憶障害は脳血管障害では稀である。進行性非流暢性失語はBroca失語とは異なり，発語失行を必須症状とはしない。Logopenic progressive aphasiaは伝導失語とは異なり，音韻性錯語を必須症状とはせず，言語性短期記憶の障害が中核症状である。変性疾患では両側性障害による言語症状が起こりやすく，脳血管障害の言語症状の中には代償機転や陽性症状とみなすべきものも多い。また，認知症の正しい病態診断や対応のためには言語症状の分析が必須であり，そこから治療やケアのヒントが生まれる場合も多い。

はじめに

　失語症の研究は長年，脳血管障害（cerebrovascular disease：CVD）に代表される局所損傷に起因する言語症状を対象としてきた。現在最も多くの教科書に採用されている古典的失語分類や症候学も，Boston学派を中心とするCVDの失語研究をもとにして構築されてきたものである[1]。Broca失語は中大脳動脈（middle cerebral artery：MCA）上行枝領域の脳梗塞による言語症状であり，

Wernicke失語はMCA下行枝領域の脳梗塞による言語症状なのである[2]。すなわち，Boston学派の古典的失語分類はCVDの失語症分類といっても大きな間違いではない。

こうした失語症研究の枠組みは1980年代から徐々に変化してくる。最初の契機はMesulamによる「認知症を伴わない緩徐進行性失語症」の提唱[3]であり，その後同様の症例の報告が相次いだ。もう一方の流れとして非アルツハイマー型認知症を研究主題とするグループが言語障害中心の認知症として意味性認知症（semantic dementia：SD）や進行性非流暢性失語症（progressive non-fluent aphasia：PNFA）といった疾患概念を確立させたことにより[4〜6]，変性疾患の言語症状がさらに注目される背景が出来上がったといえる。そして，SD，PNFAに加えてlogopenic progressive aphasia（LPA）という病型が提唱され[7]，進行性失語やその3類型の診断基準が整備される[8]と，変性疾患の言語症状や進行性失語の研究は一気に隆盛となり，爆発的な論文数の増大をみるに至った。いまや，失語症研究の主体はCVDから変性疾患に移行してしまったともいえる。

もちろん，CVDを主体として築き上げられてきた失語症の症候学がなくなるわけでも役立たなくなるわけでもない。局所損傷による症候学，特に症状と病巣部位の対応は疾患が変わってもそのまま通用するはずである。しかし，変性疾患においては純粋な局所損傷をきたすことは稀であり，変性は多少とも瀰漫性に及んでいるだけではなく，変性過程は徐々に進行する。そうした背景をもとに出現してくる失語症状は，CVDの失語症候学とは趣を異にする側面を持っている[9]。変性疾患の失語症は，言語の機能局在研究や失語症候学に新しい視座をもたらしたのである。

⟫ KeyWord

＊進行性失語の3類型

「進行性失語」の正式名称は「原発性進行性失語」，英語ではprimary progressive aphasia（PPA）である。PNFA，SD，LPAがその3類型に相当し，それぞれnonfluent/agrammatic variant PPA（nfvPPA），semantic variant PPA（svPPA），logopenic variant PPA（lvPPA）と称され，最近はその名称のほうが主流である。本稿ではあえて，PNFA，SD，LPAという名称を用いた。

I. CVDと変性疾患の違いと言語症状との関係

❶ 脳血管性失語と変性性失語の病理

　CVDによる失語を脳血管性失語（vascular aphasia：VA）と変性疾患による失語を変性性失語（degenerative aphasia：DA）とする。VAとDAの違いを論ずるにあたっては，基礎疾患としてのCVDと変性疾患との基本的な差について確認しておく必要がある。一方は虚血または出血，一方は変性による神経障害なのであるが，神経心理学的症状の観点からみたとき，基本的な差はほぼ次の2点に要約される。一つは発症様式や経過など時間的な要因の差であり，もう一つは空間的要因すなわち病変の分布の違いである（表1）。

❷ 時間的要因

　CVDは基本的には突然発症であり，それまで健常に機能していた脳の一部が突然に強い障害を受ける。病巣の中心部位は完全に組織が破壊されることが多いが，病巣以外

【表1】神経心理学的症状に影響する脳血管障害と変性疾患の病理の差異

	脳血管障害	変性疾患
時間的要因		
発症	急性	緩徐
経過	不変〜回復	進行性
	機能代償が生じる	機能代償は生じにくい
空間的要因		
好発部位	血流支配や血管構築による	血流支配には無関係
	機能とは無関係	機能別に障害される可能性
病巣の広がり	局在性病変（血流支配に一致）	多少とも瀰漫性
	一側性	両側性
病巣の性質	完全破壊が多い	初期は軽度の変性
健常部位	健常	完全に健常なことは少ない
その他		錐体外路や辺縁系も障害されやすい

の部位は急性期の浮腫やdiaschisisによる影響を除けば，基本的には健常のままである。したがって，多くの場合，急性期を過ぎると症候は一定であるか，むしろ回復傾向を示す。組織損傷がごく軽度に留まった部位があればそこには修復機転が働くし，完全に破壊された部位の機能についても残された健常組織がそれを代償するような機転が働いてくるからである。

これに対して変性疾患では突然に発症することはなく，病理変化もそれに対応する臨床症状も緩徐進行性であり，基本的に回復傾向を示すことはない。病変の中心とされる部位でも，初期には軽度にしか障害されていないため，その部位の機能がすぐに脱落することはなく，進行しても機能全廃に至るまでには長い年月を要する。

③ 空間的要因（病変の分布）

CVDは血流支配など血管系の要因によって病巣分布が規定されるのに対して，変性疾患は血流支配とは基本的に無関係に，疾患の好発部位という形で障害部位が規定されるという根本的な違いがある。CVDで失語をきたすのは主に左MCA領域の病変であり，古典的失語症候群を構成する主要な失語型も左MCA領域の梗塞で現れることが多い。その他の部位の梗塞は頻度的にも高くはなく，他の徴候に隠れて言語症状が前面に出ることは左後大脳動脈領域梗塞の純粋失読を除いては少ない。側頭葉前部が梗塞に陥ることはさほど稀ではないが，側頭葉前部と底面をともに障害するような脳梗塞はその他にも広い範囲を病巣に含む大梗塞のことが多く，SDの主要萎縮部位のみを病巣とするような脳梗塞は稀である。したがって，SDの言語症状が，CVDによる局所病変に起因する症状として現れることは稀であろうと考えられる。

またCVDは基本的には，一側性の病変である。これに対して，変性疾患では一側が優位に障害されている場合でも，反対側にも同様の病変が多少は存在している可能性が高い。そのため，両側に病変が及ばないと出現しにくいような症状は，CVDでは起こりにくく変性疾患では起こりやすいということになる。その例は，運動障害性構音障害であり，構音嚥下器官は基本的には両側支配を受けているからである。したがって，運動障害性構音障害は両側の多発性脳梗塞による仮性球麻痺では典型的に認められるが，一側性病変では起こったとしても一過性の場合が多い※注1。CVDの左一側性の中心前回病変により運動障害性構音障害の要因を合併しない発語失行（apraxia of speech：AOS）だけを呈する場合は多い[10, 11]。これに対して，変性疾患でAOSを呈する場合は運動障害性構音障害を合併していることが多い[12]。その理由の一つは，変性疾患では両側に病変が及んでいることが多いことと関係していると考えられる。

※注1：一側性の脳梗塞で構音障害がみられる例として，ラクナ症候群のなかのdysarthria and clumsy hand syndromeが有名である。また一側性の脳梗塞でpure dysarthriaの報告もある。ただし，いずれの場合も構音障害の回復は良好で永続はしない。

Ⅱ. DAとVAの代表的症候群の比較

① PNFAとBroca失語

PNFAはVAにおけるBroca失語に相当するといわれることもあるが，PNFAとBroca失語とが言語学的にも異なることは言語病理学者も指摘するところである[13] ※注2。そもそもPNFAという症候群が原因疾患的にも病変の広がりにおいても多様であることを指摘しておきたい[14]。Broca失語をMCA上行枝閉塞による失語症候群とすると，その典型例では文法の障害に加えてAOSが必発であるが，PNFAには病巣部位によってAOSだけが強調される場合とAOSは目立たず文法障害だけが前景に立つ場合がある[9, 10]。また，PNFAの背景病理が両側性病変であることや錐体外路系を

※注2：Grahamら（2004）はPNFAではBroca失語のような電文体は出現せず，内容語と機能語の比率，動詞と名詞の比率もBroca失語にみられるような健常群との差は認められないことを報告した。さらにPattersonら（2006）は音読のパターンもBroca失語とは異なることを指摘している。

※注3：PNFAの背景疾患はFTLD-TDP，Pick病，進行性核上性麻痺（PSP），皮質基底核変性症（CBD）など多様であるが，AOSを中心症状とする場合はPSPやCBDが多いことが指摘されている。PSPもCBDも運動障害性構音障害や錐体外路系の運動障害を生じやすい。

障害する疾患も想定される[13]ことを考慮すると，PNFAの発話にはAOSだけではなく運動障害性構音障害の要因や錐体外路系障害の要因も加わっている可能性が高い[※注3]。

❷ LPAと伝導失語

LPAと伝導失語の類似性もよくいわれるが，両者の相違点も多い。伝導失語は縁上回を中心とした限局性病巣で出現する失語型であり，その中核症状は表出面全般における修正行為を伴う音韻性錯語と言語性の短期記憶（short-term memory：STM）障害である。LPAの症状としては文や句の復唱障害，喚語困難，音韻性錯語が挙げられているが，診断基準では音韻性錯語は必発ではなく，また必ずしも顕著な修正行為を伴わない。なお文や句の復唱障害は言語性STM障害の要因が大きいとされ，単語の復唱障害はみられない[※注4]。

※注4：LPAの診断基準の一つは「文や句の復唱障害」であり，単語の復唱障害ではない。確かに，4音節くらいまでの短音節の単語では復唱は正常である。しかし，STM障害の強い症例では，長音節の単語や特に複合単語の復唱は正常とはいえず，その後半部を復唱できなくなる場合はしばしばみられる。

CVDによる伝導失語の病巣がほぼ固定的であるのに対して，LPAの病巣分布は非常に個人差が大きく，それに伴い復唱障害，喚語困難，音韻性錯語の比重が異なってくるのであろう[15]。また，修正行為の有無は病巣のWernicke領野への進展と関係している可能性が高い[9, 15]。

Ⅲ．VAにみられやすい言語症状

❶ 陽性症状としての再帰性発話と新造語ジャルゴン

VAではよくみられるがDAでは少ない言語症状として，再帰性発話と典型的な新造語ジャルゴンが挙げられる。再帰性発話や新造語ジャルゴンの出現機序には諸説あるが，単なる機能脱落症状ではなく，代償過程や機能再編成という視点から捉えるべき言語症状であろう。陰性症状ではなく陽性症状であると言い換えてもよい。上に述べたような

CVDの病理過程の時間的・空間的特徴が，再帰性発話や
ジャルゴンという失語の陽性症状の出現に深く関係してい
る可能性が高い。具体的にはCVDにおける急激な病理の
完成とその後の組織代償過程という時間的特徴，局所の完
全破壊とほぼ健全に残された部位との対比という空間的特
徴が病状の形成に関与していると考えられる。

❷ 再帰性発話の成り立ち

　再帰性発話は重篤な言語障害を背景に出現することがほ
とんどであるが，変性疾患においてそこまで重篤な言語症
状を呈する時期には，言語領域以外の組織も障害を免れず，
したがって他の認知障害も重篤になっていることがほとん
どであり，再帰性発話の出現の必要条件であると考えられ
る命題的発話を発するだけの認知能力や意欲が失われてい
ることが多いと考えられる。いうまでもないことだが，再
帰性発話は破壊された組織が発話させているのではなく，
残存した健常部位の神経活動に対応する言語活動である。
残存する健常な神経構造のどこが再帰性発話に関与してい
るかは，右半球，残存左半球皮質，脳幹や辺縁系を含めた
皮質下構造，などの候補が挙げられよう[16]。いずれにせよ，
残存している神経組織の活動が健全に保存されていること
が再帰性発話の出現に重要であるということになる。変性
疾患では言語領域が重篤に障害される時期には，言語領域
だけではなく上に挙げたような再帰性発話を担当する神経
組織にまで障害が及んでいる可能性が高いのである。

❸ 新造語ジャルゴン

　言語促迫を伴うような典型的な新造語ジャルゴンの形成
にも，CVDの時間的空間的特徴が関与していると考えら
れる。新造語ジャルゴンをきたすようなCVDでは，後方

⮞ KeyWord

＊陽性症状

神経心理学的症状の検
討に際して重要な視点
の一つに，陰性症状と
陽性症状という考え方
がある。陰性症状とは
脱落症状であり，ある
部位やシステムが本来
担っていた機能が障害
されることである。陽
性症状は一定の機能が
障害されたことによる
直接の脱落症状ではな
く，残存した神経ネッ
トワークの機能変化か
ら生じる症状であり，
脱落機能の代償や再編
成，解放現象などがそ
の機序として考えられ
る。喚語困難は陰性症
状であり，錯語は陽性
症状である。失語症状
と病巣との対応の説明
で，しばしば単純な足
し算が用いられる。陰
性症状についてはそう
した計算は成り立つが，
陽性症状には単純な計
算が成り立たないこと
に注意が必要である。

※注5：進行したアルツハイマー病で稀に比較的構音明瞭な新造語ジャルゴンを呈する例がないわけではないが，その際にも発話される一つ一つの文は短く，統辞構造も不完全なことが多く，語間代や反復言語などを混じて文が完成しないことも多い。

※注6：NearyらはSDの言語症状，すなわち語義失語をgogi aphasiaあるいはword meaning aphasiaとは呼ばずにsemantic aphasiaと呼んだ。本邦で神経心理学をやっている人ならば，semantic aphasiaというとHeadやLuriaのことを想起する人のほうが多い。おそらくNearyらは，HeadやLuriaがsemantic aphasiaという用語を別の意味ですでに用いていたことを知らなかったのだと思われる。欧米の文献ではしばしば過去の重要な文献を無視するような記述がみられるのは残念である。最近はLambon-Ralphらが別の意味でsemantic aphasiaという用語を用いた論文を何度もBrain誌に掲載しており，さらに混乱が増している感がある。
本邦でも過去の神経学会専門医の試験問題で，語義失語の典型的会話を記述してsemantic aphasiaを失語型として選択させるという誤った問題があった。本邦の神経内科医も神経心理学を知らないことを示す事例であった。

言語領域が広範に障害されるが前方の言語領域は無傷の場合が多く，こうした機能の不均衡が突然にもたらされることが，ジャルゴンの形成に関与している可能性がある[17]。変性疾患の場合はアルツハイマー病が進行した場合に音韻までも未分化な表記不能型ジャルゴンを呈することはあっても，多弁かつ構音明瞭で統辞構造の保たれた典型的な新造語ジャルゴンを呈することは稀である※注5。発話意欲の亢進，構音機能や統辞機能の保存などの条件が，瀰漫性病変のために満たされなくなるためであろう。

Ⅳ．DAでみられやすい症状

① 語義失語，意味記憶障害

逆にVAでは頻度は少ないがDAでこそ顕著に認められる言語症状の代表は，SDの語義失語や意味記憶障害であろう※注6。SDの限局性萎縮部位だけを選択的に障害するCVDでは稀であるという先に述べた理由以外に，SDの変性は左優位であるが右も無傷ではなく，両側性障害であることが語義失語や意味記憶障害の出現に寄与している可能性も高い。また，変性疾患での変性の好発部位というのは，単に空間的な部位という観点ではなく，機能系別，系統別という視点から考えなければいけない場合も多い。系統別変性疾患の代表は運動ニューロン疾患であり，錐体路系の運動システムが選択的に障害を受ける。アルツハイマー病などの認知症性変性疾患では明らかな機能系別変性は考えにくいが，SDで意味を担う神経系システムが選択的に障害を受ける可能性も残されていると考えられる。

② 語聾（語音認知障害）

語聾はVAのWernicke失語の急性期では高頻度に認め

られるが，次第に回復してくるのが普通である。これに対して，変性疾患では語聾を主症状とする場合もあり[3, 18]，そうでなくとも経過中に語聾を合併してくることはさほど稀ではない。特に上側頭回後半部を障害するLPAでは語聾を合併してくることも多い[15]。VAよりもDAで語聾を呈しやすいという筆者の臨床的観察が正しいとすれば，その理由の一部は，永続的な語聾をきたすためには両側性病変が必要であることに求められよう。

③ 反復言語，語間代など

一部の変性疾患において特徴的に認められる言語症状として，進行性核上性麻痺の反復言語，アルツハイマー病の語間代，前頭側頭型認知症の滞続言語なども挙げておかなければならないであろう。反復言語も語間代も滞続言語もVAで全くみられないわけではないが，頻度的には変性疾患に多い。変性疾患の進行期には，脳幹や辺縁系を含めた皮質下構造も，錐体外路系システムも障害を受けている可能性が高いことが，こうした症状が出現する背景にあると考えられる。

V. 失語症研究における変性性失語研究の意義

① 臨床的意義

VAとは全く異なる経過を示し，VAとは異なる症状や症候の組み合わせを呈することが多いDAに対して，VAとは異なる診断技術や対応を迫られるのは当然である。今後予想される言語症状の変化や進行，さらには言語以外の認知障害の出現や進行などについて，ある程度の見通しを立てることも，対応の上では重要である。言語症状から背景疾患を推測することも盛んに研究されているが，背景疾

> **KeyWord**
>
> **＊反復言語，語間代，滞続言語**
>
> 発話の最後の語句を反復するのが反復言語である。前大脳動脈領域梗塞による超皮質性失語では反響言語と合併する形で反響反復言語が認められる場合がある。変性疾患で多いのは進行性核上性麻痺である。語間代は反復の単位が音節になったものであり，やはり語尾に多く（例：えんぴつつつつ），進行したアルツハイマー病で時々みられる。したがって，LPAの進行期にもみられる場合がある。滞続言語は反復の単位が文レベルの長さになったものであり，前頭側頭型認知症の常同行動としてみられる。

患によって治療や予後も異なってくる可能性があるため，その意味でも臨床家は背景疾患についての洞察を欠かすことはできないのである。なお，言語症状を呈する変性疾患は進行性失語をはじめとする認知症性疾患が多く，認知症臨床において言語評価を欠かせないという点については章を改めて記載する。

❷ 研究的意義

1）新しい疾患の確立による言語の脳内地図の変化

失語臨床の理論的枠組みは，そのほとんどが，患者の示す症状を分析し整理することによって構築されていくものである。最初に言語の理論や言語の神経基盤の知識があって，そこから失語の症候学や失語モデルが積み上げられるわけではない。このことを最もよく表わしているのが，SDという症候群が広く認知されてからの，主な学者による言語機能の脳内地図の書き換えであろう。本邦でいえば，失語症研究の第一人者である大槻による言語の機能局在地図も，SDの出現によって変化している[19, 20]。著明な喚語困難と語義理解障害を中核症状とするSDにおいては，脳萎縮の中心が側頭葉前部から側頭葉下部にあることが広く認められており，これらの領域を喚語や語義理解の機能地図に含めざるを得なくなったということであろう。

Boston学派らの有名な言語の脳内モデル（古典的連合モデル）にとって代わる勢いのHickokらのdual stream model（図1）では，古典的連合モデルの主軸を形成している復唱経路が「背側経路」と称され，これと対比する形で「腹側経路」が想定されており，この経路が音韻から意味に至る過程に対応するとされている[21]。この腹側経路（意味経路）の設定も，SDの病変分布からの影響が多少なりとも加味されている可能性が高い。

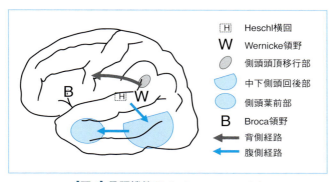

【図1】言語機能のdual stream model
(Hickokら（2007）[21] を大幅に改変し引用)

また，VAだけを対象とした症状病巣対応を検討することは危険を伴う。血流支配や血管構築の面からCVDでは障害されやすい部位があり，それを標的症状の責任病巣と間違えるような誤りを犯しやすいからである。AOSの島責任病巣説などはその代表であろう[11]※注7。

したがって，従来から行われているCVDによる失語症状の分析に加えて，新しく確立され認知された変性疾患の言語症状と萎縮部位とを分析し，血流支配とは無関係な変性疾患の症状病巣対応を考慮することによって，言語機能の新しい脳内地図が作成されつつあるということである。

2) 個々の言語症状の分析にもたらされる新しい視点

DAを失語研究の視野に収めてDAの言語症状を詳細に検討研究することは，失語症や言語症状をVAとは異なった新たな視点から分析することになり，VAだけの研究ではみえていなかった言語症状の成り立ちへの洞察にも寄与するところが多いと考えられる。

先にも述べたが，縁上回障害のVAによる伝導失語は必ず音韻性錯語を呈するが，DAに属するLPAでは必ずしも

※注7：島はMCA主管部から直接分岐した穿通枝によって還流されているため，失語をきたすようなMCA領域の脳梗塞では病巣に含まれることが多い。このために病巣の重ね合わせなどを行うと島が含まれることが多くなり，たとえ標的症状と無関係でも責任病巣とされてしまう危険がある。

音韻性錯語を呈さず，言語性STMの障害だけが前景に立つ場合がある。そうしたタイプのLPAの病巣を調べることにより，言語性STM障害の責任病巣が明らかにされる可能性がある。またSTM障害と復唱障害との関係，STM障害による復唱障害の性質などもLPAを対象とする検討で行われている[22, 23]。

これは一例であって，この他にも，SDの語義失語とVAにおける語義失語（様の失語）との違いはどういう点に求められるのか，DAでみられるAOSとCVDのAOSとは異なるのか，異なるとすればその理由は何か，前頭側頭型認知症やPNFAでみられる反響言語とVAの超皮質性失語でみられる反響言語とはどこが異なるのか，など興味ある研究課題がいくつも浮かんでくるのである。

繰り返しになるが，血流支配とは無関係な好発部位をもち，機能系別に障害をきたす可能性のある変性疾患の言語症状についての研究は，今後の失語症候学の発展に寄与するところが大きいと期待される。

VI. 認知症診療における言語症状への対応[24,25]

① 認知症診療で言語症状を診る意義

認知症診療で言語症状を診るのは，進行性失語のような稀な病型を見逃さないためではない。進行性失語でなくとも，通常の認知症にも言語症状は存在する。言語はコミュニケーションの最も重要な道具なので，言語障害は患者や家族の不利益をさらに大きくし，言語障害のためにうまく思いを伝えられなかったり相手の言葉の意味を理解できなかったりすることで，さまざまな誤解を生む場合もある。したがって，患者がどの程度の言語能力を持っているのか，低下しているとすれば，それは言語のどんな機能なのかな

どを把握しておくことは，症状や行動の分析や対応を考慮するためにも不可欠であり，それが言語症状を診ることの基本的な意義である。言語障害の病像を正しく把握して対応することで，コミュニケーションが取りやすくなり，保たれている能力が証明される場合があり，それをケアに活かすことができることも少なくないのである。

　第二の意義は，全般的なスクリーニング検査や記憶などの他の認知機能の検査が，言語を媒介としている場合が多いことと関係する。頻用されるスクリーニングテストであるHDS-RやMMSEは，言語障害があれば極端に成績が低下してしまうので，点数だけで判断すると認知症の重症度を見誤ってしまう。コミュニケーションが取りづらいと，どうしても認知症自体が重症であると感じてしまうが，工夫して言葉や意思が通じてみれば意外と認知障害は軽いことが判明する場合もある。言語以外の他の認知機能を正しく評価するためにも，言語能力を把握しておくことが必要ということになる。

　第三の意義としては，言語症状を主要徴候とする進行性失語の場合は当然であるが，通常の認知症でも，アルツハイマー病における取り繕い反応や語間代，前頭側頭型認知症における反響言語や滞続言語，進行性核上性麻痺の反復言語や力動性失語※注8など，言語症状そのものが，疾患診断のヒントや決め手になる場合も多いことが挙げられよう。

　ところで，認知症でも失語症でも言語症状を的確に把握するためには，患者の自然な言語応答を引き出すことが必要である。定型的な言語検査よりも，患者がリラックスした自然な状況で発する言葉のほうが，言語症状についての情報は多いからである。こうした言語応答を引き出すためには，患者と多少なりとも仲良くなって打ち解けた雰囲気を作らねばならない。「言語症状を診るためには患者との

※注8：進行性核上性麻痺の力動性失語は有名であるが，力動性失語がどういう病態をさしているのかは著者によって異なるようである。Luriaの最初の定義，すなわち句の線形図式の障害にこだわる立場もあれば，単に内言語の障害はあまりないのに言語発動性が低下した補足運動野失語のような病態をさしている場合もある。したがって，あまりこの用語を濫用することは避けたほうがよいかもしれない。

自然な会話が必要である」，これが言語症状を診ることの，あるいは言語症状に注目することの，第四のそして実は最大の意義である。なぜならば，患者との自然な会話には，言語症状だけでなく診断や対応についての多くのヒントが隠されているからである。

「お年はいくつですか」「今困っていることはありますか」「毎日の気分はいかがですか，何か腹の立つことはありませんか」といった質問に始まって，職業歴や生活歴を本人から聴取し（拝聴する姿勢が大切），さらには「もの忘れはしますか」「言葉が喋りにくいことはありませんか」といった症状の核心を質問して，それに対する患者が発する言葉を観察するだけで，言語症状だけでなく，記憶や思考能力もおおまかに把握できるものである。さらに本人の内観や不満に感じていることを聴取することが，今後の対応のヒントになる場合が多い。なお，こうした自由会話に加えて簡単な呼称や復唱の検査をすれば，口頭言語についてはほとんどの評価が可能であり，失語型の診断に必ずしも標準的な失語症検査などは必要としないのである。

画像診断や生化学的診断の発達に伴って，症状を正しく評価することもなく，認知症の疾患診断が行われてしまっている場合も散見される。進行性失語をはじめとして変性疾患の言語を評価することは，画像診断でできるわけではない。言語評価を重要視することは，認知症の診断や治療において症候学が最も重要であることを再認識させてくれるのである。

❷ 言語症状に応じた対応

背景疾患を推測しておくことは予後の判定や今後予想される病状の変化を見通す上で重要ではあるが，進行性失語の類型や背景疾患が同定できたとしても，アルツハイマー

病に対する多少の症状進行抑制が認められた薬剤以外に特別な薬物治療があるわけではない。認知症全般の治療やケアにおいて最も重要なのは、呈している症状の成り立ちを見極め、正しい病状説明や適切な対応を指導することである。

言語障害に関していえば、呈している症状が運動障害性構音障害なのか、失語症なのか、その合併なのかをまず見極めなければならない。運動障害性構音障害ならばその障害部位や原因疾患を検討することが必要であろう。失語症であれば失われた機能と保たれた機能は何であるのか、保たれた機能をコミュニケーションに役立てるためにはどうすればよいのかを考えることが重要である。

たとえば、語聾に代表される語音認知障害があれば口元をしっかり見せて一音一音を区切ってゆっくりと話しかける、言語性STM障害があれば長い文は避けて短い端的な文で意思を伝える、筆談を交える、などの対応が考えられる。物理的に音はすぐに消えてしまうものであるが、STM障害では通常ならばしばらくは脳内に残る音韻の痕跡もすぐに消えてしまいやすい。文字は消えることがないので筆談の効果は大きい。難聴や語聾、STM障害に限らず、コミュニケーション障害において文字や絵の利用は常に考えておくべき代償手段である。その際、仮名よりも漢字の方が理解されやすい場合が多いことにも注意が必要である。

AOSや失文法が重度でなかなか文が作れない場合でも、コミュニケーションに重要なキーワードは出ることも多いので、焦らずにゆっくりと聞いてあげて、こちらが補充した文を示して正誤を確認するなどの工夫も必要である。たとえ、言語的コミュニケーションが困難であっても、表情や身振りや態度などによって、おおまかな意味の伝達や感情的な疎通は図れる場合が多いことも銘記すべきであろう。何よりも患者さん本人の思いに耳を傾け、打ち解けた

会話をすることが診断にも治療やケアにも寄与することを
強調して稿を終わりたい。

文　献

1) Benson DF : Aphasia, Alexia, and Agraphia. Churchill Livingstone, New York, 1979.
2) 松田　実 : Broca失語/Wernicke失語. 脳血管障害と神経心理学, 第2版（平山惠造, 田川皓一, 編）. 医学書院, 東京, 2013, pp.104-112, 119-126.
3) Mesulam MM : Slowly progressive aphasia without generalized dementia. Ann Neurol, 11 : 592-598, 1982.
4) Hodges JR, Patterson K, Oxbury S, et al. : Semantic dementia : progressive fluent aphasia with temporal lobe atrophy. Brain, 115 : 1783-1806, 1992.
5) Snowden JS, Neary D, Mann DMA : Frontotemporal lobar degeneration : Frontotemporal dementia, progressive aphasia, semantic dementia. Churchill Livingstone, New York, 1996.
6) Neary D, Snowden JS, Gustafson L, et al. : Frontotemporal lobar degeneration : a consensus on clinical diagnostic criteria. Neurology, 51 : 1546-1554, 1998.
7) Gorono-Tempini ML, Dronkers NF, Rankin KP, et al. : Cognition and anatomy in three variants of primary progressive aphasia. Ann Neurol, 55 : 335-346, 2004.
8) Gorno-Tempini ML, Hillis AE, Weintraub S, et al. : Classification of primary progressive aphasia and its variants. Neurology, 76 : 1006-1014, 2011.
9) 松田　実 : 変性性失語と脳血管性失語. 神経心理学, 26 : 264-271, 2010.
10) 松田　実 : 前頭葉障害における発話障害の諸相. 高次脳機能研究, 36 : 227-235, 2016.
11) 松田　実 : 発語失行（AOS）についての諸問題. 認知神経科学, 18 : 154-161, 2016.
12) Ogar JM, Dronkers NF, Brambati SM, et al. : Progressive nonfluent aphasia and its characteristic motor speech decifits. Alzheimer Dis Assoc Disord, 21 : S23-S30, 2007.

13) Patterson K, Graham NL, Lambon Ralph MA, et al. : Progressive non-fluent aphasia is not a progressive form of non-fluent (post-stroke) aphasia. Aphasiology, 20 : 1018-1034, 2006.

14) Santos-Santos MA, Mandelli ML, Binney RJ, et al. : Features of patients with nonfluent/agrammatic primary progressive aphasia with underlying progressive supranuclear palsy pathology or corticobasal degeneration. JAMA Neurol, 73 : 733-742, 2016.

15) 松田　実：アルツハイマー型認知症の言語症状の多様性. 高次脳機能研究, 35 : 312-324, 2015.

16) 松田　実：全失語における偶発性発話. 神経心理学, 30 : 176-184, 2014.

17) 松田　実：ジャルゴンの病態機序. 錯語とジャルゴン（日本高次脳機能障害学会教育・研修委員会, 編）. 新興医学出版社, 東京, 2018, pp.57-86.

18) 太田祥子, 松田　実, 馬場　徹, ほか：進行性の語聾とforeign accent syndromeを呈した1例. 神経心理学, 32 : 361-369, 2016.

19) 大槻美佳, 相馬芳明：失語症のタイプ. よくわかる失語症と高次脳機能障害（鹿島晴雄, 種村　純, 編）. 永井書店, 大阪, 2003, pp.47-56.

20) 大槻美佳：失語の診断：臨床に役立つポイント. 老年精神医学雑誌, 30（増刊Ⅰ）: 57-65, 2019.

21) Hickok G, Poeppel D : The cortical organization of speech processing. Nat Rev Neurosci, 8 : 393-402, 2007.

22) Beales A, Whitworth A, Cartwright J, et al. : Profiling sentence repetition deficits in primary progressive aphasia and Alzheimer's disease : error patterns and association with digit span. Brain Lang, 194 : 1-11, 2019.

23) Lukic S, Mandelli ML, Welch A, et al. : Neurocognitive basis of repetition deficits in primary progressive aphasia. Brain Lang, 194 : 35-45, 2019.

24) 松田　実：進行性失語と認知症. 老年精神医学雑誌, 29（増刊Ⅰ）: 74-81, 2018.

25) 松田　実：言語障害を中核症状とする認知症の臨床. 老年精神医学雑誌, 29 : 588-592, 2018.

第Ⅱ章
進行性失語の臨床型

1. 進行性非流暢性失語（PNFA）

2. 意味性認知症（SD）

3. Logopenic 型進行性失語

4. 3類型以外の進行性失語

第Ⅱ章　進行性失語の臨床型

進行性非流暢性失語（PNFA）

十全ユリノキ病院心理室　小森憲治郎

> **臨床に役立つ ワンポイント・アドバイス**
> One-point Advice
>
> 　進行性非流暢性失語とは，全般的な認知機能の低下を伴わず緩徐に進行する自発話の減少とともに，顕著な発話運動障害および文産生困難を主な特徴とする変性疾患に伴う進行性失語症候群である．努力性発話と呼ばれる発話運動障害の中核には，一貫性を欠いた多様な構音の歪み，音の連結不良，プロソディ障害を特徴とする発語失行の存在を認める．また文産生困難には，統語機能の障害すなわち失文法の存在がうかがえる．それぞれの症状を客観的に見極めるための簡易な手法は未だ確立されているとは言い難いが，発語失行については単音節や単語の復唱課題，失文法は，敬語での問いかけに対する応答や，単語から文を作成する課題などが有用である．また，発話よりも書字が比較的保たれているケースでは，文表現を求める書字課題において失文法の症状を確認できる場合もある．脳血管性障害に伴う典型的な失語症とは異なり，進行性非流暢性失語では，発語失行と失文法が同時に生じる例もあるが，いずれか一方のみが出現する場合もあるなど，臨床像はさまざまである．また背景疾患も多様であるため，それぞれの予後を判定する上でも失語症状の見極めが重要である．

はじめに

　進行性非流暢性失語（progressive nonfluent aphasia：PNFA）は，緩徐に進行する自発話の減少とともに著しい努力性の発話と，文（統語）表現の困難によって特徴付けられる失語像を呈し，数年間は言語以外の認知機能障害を

KeyWord
＊プロソディ

発話を特徴付けるアクセントやイントネーション, リズム, 速度などの韻律のことをいう。

KeyWord
＊構音障害

運動障害性構音障害。発話運動中枢から末梢の発話運動に関する器官に及ぶ経路上の運動や感覚などの障害によって起こる呼吸・発声・構音・プロソディに関する発話の障害。

KeyWord
＊ブローカ失語

ブローカ (1861) によって報告された発話の障害を特徴とする失語症例にちなんで名付けられた。非流暢な発話を特徴とするが, 語想起の障害, 復唱障害, 複雑な文の理解障害など言語学的な障害を伴う。また, 発話の困難から文の産生が困難で, 名詞などの内容語に比べ, 助詞, 助動詞の運用や動詞の活用が障害される失文法が現れる。書字は右上肢の麻痺等の随意運動障害による影響もあるが, 発話と同様の誤りが出現する。非流暢性発話の特徴は, 独特の構音の歪みやプロソディの障害である失構音 (アナルトリー) と呼ばれる。ブローカ野を含む主に左半球の前頭葉弁蓋部や中心前回を含むシルビウス裂周囲に病巣を持つ脳血管障害によって生じる古典的失語型である。

伴わない原発性進行性失語 (primary progressive aphasia：PPA) [1] の代表的な失語症候群である。最新の国際診断基準では, 非流暢／失文法型原発性進行性失語 (nonfluent/agrammatic variant of PPA：nfv-PPA) として区分されている [2]。PPAの歴史の中でも最も古くから注目されてきた一群であるが, 非流暢性発話や失文法の特徴, および背景となる神経病理の多様性からこの診断に属する臨床像について, まだ不明な点が多い。本稿では, この診断に関連すると思われる症例を通して, nfv-PPAにみられる主要な症候について若干の整理を試みる。

Ⅰ. 進行性非流暢性失語の症状と臨床像

① 中核症状1：発語失行

　nfv-PPAの診断項目 (**表1**) の中での, 中核的特徴の一つ目が発語失行 (apraxia of speech：AOS) である。AOSは, 構音障害 (dysarthria) でも音韻性錯語でもない特有の音韻の歪みを特徴とする。AOSの構成要素を, 構音の歪み, 音の連結不良, プロソディ障害とする研究者が多く,

【表1】PPA下位分類の臨床診断基準

非流暢性／失文法型PPA (nfv-PPA) の臨床診断基準
Ⅰ. 次の中核的特徴のいずれかが必須 　1. 言語の産生における失文法 　2. 一貫性のない語音の誤りや歪み (発語失行) を伴うたどたどしい努力性の発話
Ⅱ. 少なくとも次の他の3特徴のうち2特徴が必要 　1. 統語理解の障害 　2. 単語理解の保存 　3. 物品認知の保存

(Gorno-Tempini ML, Hillis AE, Weintraub S, et al. : Classification of primary progressive aphasia and its variants. Neurology, 76 : 1006-1014, 2011 を改変して引用)

その他の特徴では発話開始時の誤りの多さや，探索行動の出現，発話の遅れなどがある[3, 4]。AOS特有の発語における歪みと構音障害を区別する特徴として，まずAOSにおける表記不能な構音の歪みが挙げられる。また歪みはその時々で生じたり生じなかったり，歪みの程度も発声時の条件により変動するという非一貫性を示す。こうした特徴は麻痺や失調などによる構音障害では説明できないことから，構音プログラミングの異常と考えられている[5]。左中大脳動脈上行枝の閉塞に伴う典型的なブローカ失語において認められる失構音（アナルトリー）に相当する症状である。失構音以外の言語学的な障害を伴わない純粋語唖（anarthrie pure）における病巣研究から，中心前回がAOSの責任病巣と考えられている[4, 6～8]。

　脳変性疾患に伴うPNFAにみられるAOSも，概ねこれらの特徴に準じているが，脳血管障害とは異なる機序で生じていることから，必ずしもすべての特徴を備えているとは限らない。今やこの症状が，PNFAを特徴付ける症状であることは，疑う余地もないが，PNFAを巡っては，この症状の有無よりも音韻性錯語や喚語困難など随伴する症状が主要症状として扱われてきた歴史がある[9]。

❷ 中核症状2：失文法

　もう一方の中核的特徴である失文法に関しては，これこそがPPAの失文法であるといえるような症状の詳細な記載は乏しい。また，nfv-PPAの補助的な臨床診断基準には構文的に複雑な文（統語）の理解障害と単語理解および対象物の知識の保存が挙げられている。しかし，複雑な構文の理解には，言語性短期記憶や知能などさまざまな要因が含まれており，それらをすべて統語という言語学的な問題に帰することはできない。いずれにせよ自発話の中から

➤KeyWord
＊失構音（アナルトリー）

ブローカ失語において，短い音節の繰り返しである再帰性発話からの回復過程で，音声学的な解体（phonetic disintegration）により変動性のある構音や韻律の歪みを伴う発話の出現を認めるが，これを失構音（アナルトリー：anarthrie）と呼ぶ。ブローカの提唱したaphemiaも同様の症候である。

➤KeyWord
＊純粋語唖

純粋語唖とは，他の言語学的な問題としての失語症状や構音障害を伴わず，失構音のみが唯一の症状として現れる状態をいう。

KeyWord
＊膠着語

文法を理解するために，言語の最低限のまとまりを形成する形態素と呼ばれる単位がある。膠着語では名詞や動詞など語形の定まった形態素に接頭辞や接尾辞を付随させて文における役割（格や態など）を決定する。日本語では主語・目的語・動詞という語順が文法の原則であるが，日常会話では自由度が高く，文法上の制限を受けることが少ない。

KeyWord
＊屈折語

格や時制，話法などの文法に照らし合わせて，形態素そのものが変化する言語体系。英語の人称代名詞やbe動詞の活用，不規則動詞などにその典型をみることができる。屈折語では，単語の変化に定まった語順（主語・動詞・目的語）の文構造を持つため，文法の誤りは自発話中にも比較的現れやすい。

KeyWord
＊電文体失文法

ブローカ失語の文表現に認められる代表的な言語症状。助詞や助動詞など機能語が脱落し，名詞，動詞，形容詞などの内容語のみの発話となる。書字においても同様の脱落が認められる。

この症状を見出すことは難しく，その存在を確認できる課題が必要である。

果たしてどのような症状があれば，またはどのような課題を用いればその存在を確認できるのであろうか。失文法という用語には，単語に対して文の構造やルールに関する知識，および文産生についての機能障害という意味が含まれる。文の産生という現象は必ずしも言語学的な文法構造だけの問題ではなく，思考や意欲，あるいは発話運動面の制約などの影響を免れない。また膠着語と呼ばれる日本語の言語学的な特性は，語順や統語構造の明確な欧米語（屈折語）において規定されている失文法の概念や現象をそのまま流用することを難しくさせている。失文法といえば助詞が省略された電文体失文法を想像しやすいが，変性疾患において，電文体失文法を呈する例はむしろ稀と思われる。こうしたさまざまな未解決の問題を含むPNFA事情であるが，具体的な事例を通してPNFAの二大徴候について迫りたい。

【症例1】　60代後半女性[10]

2〜3年ほど前から言葉が出にくくなり，1年前に神経内科を受診し，進行性失語症と診断される。さらに，失語症状は進行し，時折涙ぐむなど抑うつ的な症状が現れ精神科に紹介された。

自発話は，声量に乏しく，途切れ途切れの断片的な発話となり，特に発語初期の言いにくさから，語の表出時にしばしば表記不可能な構音の歪みが認められた。また文表現では「あの…せんに，こっから，出て，しー…」といった，喚語困難により探索的となり，連続的な音節やプロソディの産生不良により，著しく断片化しスムーズさを欠いた発話を呈した。復唱においては，2〜3モーラ程度の単

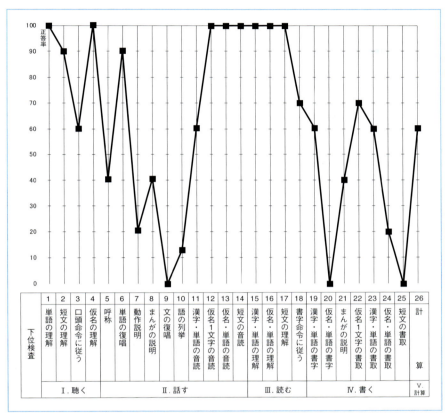

【図1】症例1（60代後半女性）のSLTAプロフィール
※10.「語の列挙」は15語を100％とした

語において表記困難な構音の歪みが生じ，4モーラ以上の語では同様の歪みと音の連結不良を伴う音韻性錯語を認めた（靴下「く，しゅ，した」，岩山「い，ばやま」など）。

標準失語症検査（Standard Language Test of Aphasia：SLTA）の短文では，2単位ほどの文もスムーズな復唱が困難で，3単位以上の文では，復唱できなかった（友だちに手紙を出した「とも，だち，に，…なんやら…，出した」）。

一方，相手の話には随時うなずいて理解を示し，検査上も単語理解は呼称に比べ良好で，口頭命令や書字命令などの文理解も低下は軽度に留まった（図1）。トークンテスト：文22/39，90単語検査：呼称26/90，指示83/90，語流暢性課題：カテゴリー産生3語（動物），語頭音産生0語（か）と，語想起困難，復唱障害，文理解の障害，計算障害などが明らかで，加えて書字において助詞の脱落や置換，動詞活用部分（語尾変化）の誤りなど統語産生の障害，ならびに字性錯書などの症状が認められた（図2）。

その他の神経心理学的検査では，言語性課題であるMini Mental State Examination（MMSE）＝15/30（記銘・計算・言語・構成で失点），レーヴン色彩マトリックス検査（Raven's Coloured Progressive Materices：RCPM）＝24/36と構成障害など視空間認識や操作に関する課題でも低下が認められた。神経学的には口部顔面失行，構音障害，肢節運動失行，構成失行を認めた。

頭部MRIにて両側前頭葉と左優位側頭葉前方部，両側シルビウス裂周囲，左優位に頭頂葉に萎縮を認めた。また脳血流SPECTにおいて血流の左右差を認め，左シルビウ

KeyWord
＊トークンテスト
形（丸・四角），大きさ（大・小），色（白・黒・赤・青・黄色）の異なる札（トークン）を用いて，検査者の教示（口頭命令）に従って，提示されたトークンを操作させる聴覚的理解力を調べるための心理検査。単語による指示課題から，複雑な文構造の課題まで段階的に教示を行うため，言語性短期記憶ならびに統語理解の能力を測ることができる。

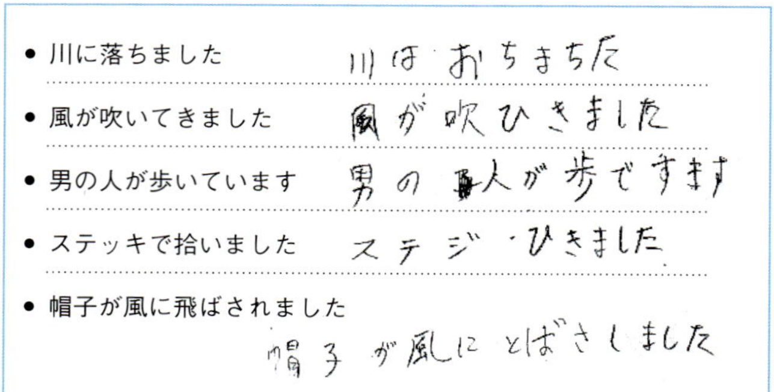
• 川に落ちました
川は おちきちた
• 風が吹いてきました
風が 吹ひきました
• 男の人が歩いています
男の 人が 歩ですます
• ステッキで拾いました
ステジ ・ひきました
• 帽子が風に飛ばされました
帽子が風に とばさしました

【図2】症例1の書字課題（SLTA：短文の書取）における文表現

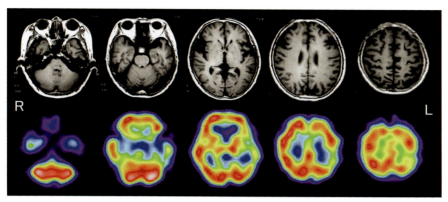

【図3】症例1（60代後半女性）の頭部画像所見

ス裂周囲（前頭-側頭-頭頂葉）に局所脳血流の低下を認めた（図3）。

　本例のような努力性発話が顕著な例では，PNFAの主症状であるAOSの特徴（非一貫的な構音の歪み，音の連結障害，プロソディ障害，探索行動など）をすべて揃え，自発話ならびに検査上のいずれからもその存在を確認できる。加えて，文の復唱障害や理解障害，さらに書字課題では仮名での誤りが多く，音韻機能など言語機能の低下は顕著であった。発話ではAOSの出現から，構音プログラミングの障害が示唆され，書字課題では音韻機能の低下と助詞の脱落や置換，ならびに動詞活用の誤り（例：ステッキで拾いました→ステジひきました）という統語表出機能の障害がうかがわれた。画像所見からも左優位にシルビウス裂周囲の言語野を取り囲む形で前頭-側頭-頭頂葉に著しい機能低下部位が認められ，本例はAOSとともに失文法という二大中核症状を伴ったPNFA例と考えられた。AOSを伴う著しい喚語や発声が困難な例では，発話サンプルから失文法の有無を判定することは必ずしも容易では

ないが，本例のように発語に比べて書字が可能な例では課題中に顕著な失文法を示唆する所見が得られる場合がある。

Ⅱ. PNFAの神経病理学的背景

　PNFAの神経学的背景は，当初，ピック病やアルツハイマー型認知症（Alzheimer's disease：AD）といった特定の遺伝的病理背景を持たない認知症（dementia lacking distinctive histopathology：DLDH）と考えられてきたが，剖検例の蓄積に伴い，単一の疾患単位ではなく，さまざまな背景病理を有することが次第に明らかとなった[1]。免疫組織化学的手法の進展が神経病理の表現型としてのPPAの臨床診断の可能性を高めている点が注目されている。PPAの下位分類における近年の剖検例を比較したGrossmanの総説[11]によれば，PNFAの病理遺伝子はタウ蛋白陽性FTLD（FTLD-tau）51.8％，ユビキチン陽性封入体を伴うFTLD（FTLD-U）18.8％，その他29.4％と，タウ病理が過半数を占めたが，その他の中ではAD病理も25.9％と稀ではない（表2）。ちなみにタウ蛋白陽性を示す疾患としては，ピック嗜銀球を有するピック病，大脳皮質基底核変性症（corticobasal degeneration：CBD），進行性核上性麻痺（progressive supranuclear palsy：PSP），嗜銀顆粒性認知症（argyrophilic grain dementia：AGD）などが含まれる。一方，FTLD-Uの封入体構成蛋白はリン酸化したTDP-43と呼ばれるDNA/RNA結合蛋白質の異常蓄積が症例の大半を占めているが，FUSと呼ばれる遺伝子異常も少数ながらみつかっている。こうした背景病理における蛋白質の違いを考慮して，FTLD-tau，FTLD-TDP，FTLD-FUSといった表現が用いられるようになった[18]。こうした神経病理学的背景がどのような臨床像と結びつ

【表2】PNFAにおける神経病理学的対応

研究	PNFA (n)		
	FTLD-tau	FTLD-U	Other
Knopman ら 2005 [12]	4	1	AD/DLDH：1
Snowden ら 2007 [13]	1	8	0
Kertesz ら 2005 [14]	8	2	AD：9，DLB：1
Mesulam ら 2008 [15]	5	1	0
Josephs ら 2006 [16]	10	0	0
Knibb ら 2006 [17]	10	4	AD：7，DLDH：1，Mixed：1
Grossman 2010 [11]	6	0	AD：4，DLB：1
平均値 %（件数）	51.8（44）	18.8（16）	29.4（25），AD：25.9（22）

〔略語〕PNFA：進行性非流暢性失語，FTLD-U：前頭側頭葉変性症-ユビキチン陽性封入体，FTLD-tau：前頭側頭葉変性症-タウ蛋白陽性，AD：アルツハイマー型認知症，DLB：レビー小体型認知症，Mixed：複合病理の認知症，DLDH：病理特定不能の認知症（Grossman M：Primary progressive aphasia：clinicopathological correlations. Nat Rev Neurol, 6：88-97, 2010 より引用し実数を算出）。

くのかは，まだ今後の課題である。

Ⅲ．AOSの進行を主症状とする症候群

　AOSのみで他の失語症状を伴わない，純粋語唖の状態で数年間を経過するPPAは，進行性発語失行（primary progressive apraxia of speech：PPAOS）の名の下に分類される。進行性失語におけるAOSについては，PPAOSの検討から得られる情報が有益である。

　PPAOS 13例の経過を追った研究では，2.4年後のフォローアップ検査において，全例で寡動や仮面様顔貌など何らかの錐体外路徴候を認め，8例が依然としてPPAOSの範疇に留まったのに対し，残りの5例は重度のパーキンソニズム，無言症，むせを伴う嚥下障害，核上性垂直眼球運動障害，姿勢反射障害などPSP様の症状が出現した。これらの所見からPPAOSはパーキンソン病関連疾患と深い結びつきを持ち，PSP症候群の前駆症状としても出現する可

能性が示唆された。神経心理学的検査では，全例でAOS
は悪化し，統語機能の低下を認める例も現れた。またフォ
ローアップ期間を通じて前頭葉評価バッテリー（frontal
assessment battery：FAB）の成績が有意に低下し遂行機
能障害を認めたが，行動障害の出現は皆無であった[19]。

　PPAOSの病巣であるが，ベースライン期では，コント
ロール群と比べ有意な全脳の萎縮，脳室の開大と中脳の萎
縮が認められ，フォローアップ期において，補足運動野を
含む中心前回への病巣の広がりが確認された。また，
PPAOSでは，大脳基底核群（淡蒼球，被殻，尾状核）や
脳幹の萎縮がフォローアップ期間中に正常範囲から有意な
萎縮へと変化していた。また拡散テンソル画像（diffusion
tensor imaging：DTI）の解析結果からは，脳梁体部から運
動前野へ投射される白質繊維連絡路の変性がフォローアッ
プ期を通じて脳梁膨大部から運動野へ投射される白質繊維
連絡路にまで拡大していた。これらの所見は，この症候群
での錐体外路徴候の増悪やPPAOSからnfv-PPAへの進
行を予測できるとともに，この症候群が白質，灰白質双方
に変性をきたす疾患であることを示唆している。また，
PPAOSではPSP様のパーキンソニズムの進展を強める
群と経過中変化の少ない群とに大別できることも示されて
おり，PPAOSといえども急速に進行する例がかなり存在
することから，日常臨床でAOS鑑別の感度を高めること
は診療にも寄与するところが大きいと思われる。

Ⅳ．AOSと構音障害との鑑別

① 進行性核上性麻痺と構音障害

　PPAOSと関連の深い進行性核上性麻痺（PSP）という
疾患について，ここで整理しておきたい。PSPは，核上

⊛KeyWord

＊拡散テンソル画像

拡散テンソル画像とは，水分子の等方向拡散と異方向拡散という性質を利用したMRIの拡散強調画像を複数回の撮像によって，水分子の拡散方向を捉え，これをコンピュータ解析することで連合繊維などの神経繊維束のトラクトグラフィを描く技法。このような技術開発により，これまで可視化することが困難であった神経繊維連絡の状態を描出できるようになった。

性垂直眼球運動障害，頸部－体幹の筋強剛，姿勢維持困難，皮質下性認知症など，パーキンソン症状と認知症を引き起こす疾患で，上述の症状を持つ典型例は，リチャードソン症候群と呼ばれている。またPSPのパーキンソン症状に関連し，行動の終了の障害（保続）を示唆する試験で，検査者が3回連続する拍手を正確に模倣するよう伝えても，制御できずに4回以上拍手を続けてしまう拍手徴候（applause sign）が認められる。

　神経病理学的には，異常なタウ蛋白の沈着の所見がみられることから大脳皮質基底核変性症（CBD）と同様，タウオパチーに分類される。しかし，神経徴候などの臨床像と神経病理とは一致を示さず，臨床症状からPSPとCBDを鑑別することは不可能であることが明らかとなり，現在ではそれぞれが大脳皮質基底核症候群（corticobasal syndrome：CBS）に含まれている。

　またPSPでは，仮性球麻痺による構音障害や嚥下障害を引き起こしやすく，しばしば特有の発話運動障害を示す。PSPによる発話運動障害をPNFAと区別する向きもあるが，初期には構音障害に加えてAOSとみなされる発話症状を認める。構音障害に合併するAOSについても理解を深める必要があると考えられる。

　以下では，姿勢反射障害を伴う歩行障害，核上性眼球運動障害，頸部－体幹の筋強剛に加え，仮性球麻痺症状としての構音障害および嚥下障害を呈した典型的なPSP例の発話運動障害について詳述する。

【症例2】　80代右利き女性[20]

　半年ほど前から身体の動きが鈍くなり，後方への倒れやすさ，易疲労性，失禁に加え，しゃべりにくさ（呂律が回らない）が強くなってきた。発話時には流涎を認め，食事

◆KeyWord

＊核上性垂直眼球運動障害

対象に向け両眼を同じように垂直または水平に移動させることができなくなる状態を注視麻痺という。垂直方向への注視麻痺の生じた状態が垂直性眼球運動障害である。PSPでは，初期には垂直方向とくに下方への眼球運動の制限がみられる点が特徴的である。この障害は外眼筋を直接支配している眼運動神経核よりも中枢（核上性）の神経系で生じることから，一点を見つめさせ，頭の位置を受動的に動かすと眼球運動障害が一見改善する人形の眼現象が出現する。

時のむせなど嚥下障害が顕著であった。礼節は保たれるも自発話は乏しく，努力性発話を認めた。

自発話は比較的長い文表現が可能であったが，途切れ途切れで，しばしば音韻の誤りと歪みがみられ，声は抑揚のない大きな擦れた声であった。「夜はよく眠れていますか？」の問いに，「ねつ，では，よく寝る…けどね…，でっ，あの…，ねつ…，ですけもねぇ，時間が，かかる」「はい」と答えた。

神経学的所見としては，上下方向の制限が顕著な垂直眼球運動障害，頸部–体幹の筋強剛，前方および後方の姿勢反射障害，反復拮抗運動障害，歩行障害，ホフマン反射陽性，トレムナー反射陽性，歩行障害，口部顔面失行，拍手徴候を認めた。頭部MRIでは前頭葉の萎縮に加え，中脳被蓋部の萎縮が認められた。側頭葉ならびに海馬萎縮は顕著ではなかった。また脳血流SPECTでは右優位の両側前頭葉と左半球の側頭–頭頂葉に血流低下が認められた（図4）。

言語機能に関して，SLTAでは短文の音読や単語の復唱，まんがの説明など発話量の多い課題や語列挙で成績低下がみられ，また書字と計算においても障害が認められた。一方で語や文の理解面は保たれていた（図5）。発話運動に関する機能では，口部顔面失行に加え，発声持続時間は3秒以内と短く，音節の交互反復運動では，息継ぎのための無声化や強弱の著しい変動が認められ，反復運動を続けることができなかった。

その他の神経心理学的検査では，MMSE＝22/30（見当識，計算，模写で失点）に対して，RCPM＝10/36，FAB＝7/18と視空間認知機能や遂行機能の障害を認めた。一方，ADLは排泄，食事，移動など日常生活上の問題が認められたが，手段的なADLはほぼ保たれていた（Physical Self-

❖KeyWord
＊口部顔面失行
言語命令や模倣命令によって，口腔や顔面の慣習的な動作（咳払い，舌出し，舌打ち，口笛など）を実行することができない状態。咳払いの模倣を試みると「えへん，えへん」と有声化するのみで，咳払いの動作はできない。

❖KeyWord
＊音節の交互反復運動
音節の交互反復運動（oral diadochkinesis）とは，交互に動作を反復させることで発話の明瞭度を評価する。/pa/ /ta/ /ka/をそれぞれできるだけ速く5秒間交互反復させ，1秒間の平均反復回数を音節の反復速度とする。

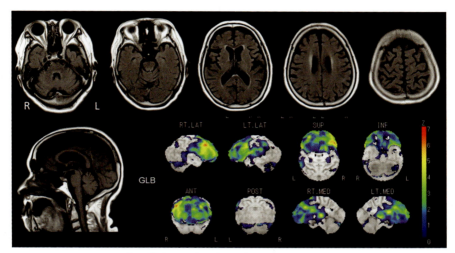

【図4】症例2（80代女性）の頭部画像所見

Maintenance Scale (PSMS) ＝3/6, Instrumental Activities of Daily Living (IADL) ＝7/8。

❷ 誤反応の構音点に関する分析

　単音節の復唱成績は87.5％（56/64）であったが，誤りの内訳は，音素の同定の困難な歪みが3（しょ，しゃ，しゅ初頭部に歪み），置換が2（ぬ→む，ぴゅ→ぷ），付加が3（だ【da】→【dja】, みゅ【mju】→【mjuN】, びゅ【bjw】→【bwjw】）であった。単語の復唱では45％（11/24）と誤りが増え，歪み11，置換4と歪みの占める割合が高くなった。子音の誤りが12と多かったが，母音（3）にも若干の誤りがみられた。復唱時の子音の誤反応について，構音点を調べたところ，舌，歯茎部など前方での誤りが多く，単語の場合には，単音節よりも口腔内の広い範囲でみられた。また，誤りの生じた単語内での位置は第一音節が多かった（表3）。

　この結果から単音節の復唱では，比較的前方の構音点で

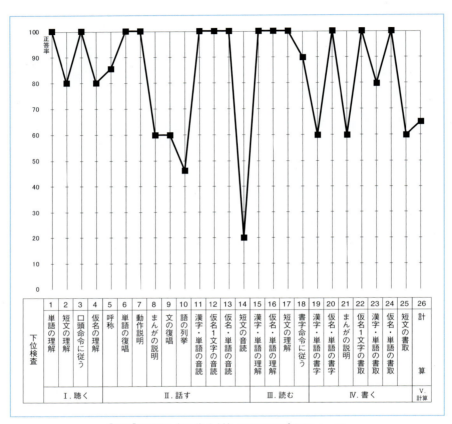

【図5】症例2（80代女性）のSLTAプロフィール
※10.「語の列挙」は15語を100％とした

産生される子音で，歪みや置換を中心とする誤りが出現した。一方，単語の復唱時には，誤りの頻度が増え，特に語の初頭部で多く，構音点の誤りは口腔内の広い範囲に分布していた。このように単音節と単語では復唱時にみられる構音の誤りの特徴に開きがあった。単音節復唱時には仮性球麻痺による構音障害の影響から比較的限局された構音点の歪みを示すのに対して，単語復唱時には，構音プログラ

【表3】復唱時の子音の誤りの構音点※

	唇	歯茎	後部歯茎	硬口蓋	軟口蓋	口蓋垂	声門
子音例	m, p, b, Φ, f, v	n, t, d, s, z, tz, dz, r	ʃ, ʒ, tʃ, dʒ	ɲ, ʕ, j	ŋ, k, g, w	N	h, ʔ
単音節	3/14 (m,b,p)	2/18 (n,d)	3/9 (ʃ)	0/9	0/11	0/1	0/2
単語	4/10 (m,b,p, Φ)	6/14 (n,d,s,r)	0/3	1/5 (j)	0/5	1/3 (N)	0/ 1

() 内は歪みの生じた子音を列挙した。
誤りの生じた単語内の位置：第一音節10，第二音節5
※この分析法に関しては、大阪市立総合医療センターリハビリテーション科の内山良則先生より多大なご助言をいただいた。

ミングの障害すなわちAOSの特性を反映し，多様な構音点の広がりを示した可能性が示唆された。再検査を実施した11ヵ月後には，構音障害の程度が強まり，変化に富んだ構音の歪みは認められなくなっていた。

　本例の観察からは，典型PSPにおける構音障害には病初期にAOSを合併する可能性が示唆された。こうした構音点による誤反応の分析は，AOSの鑑別に何らかの客観的な手がかりを与えるかもしれない。

Ⅴ. AOSを伴わない文産生困難（失文法）例の検討

❶ 前頭側頭型認知症に生ずる超皮質性運動性失語

　こうした発話運動面の障害を伴わず，発話量の減少と著しい文産生困難を呈する進行性失語例は存在するであろうか。補足運動野を含む前頭葉内側部に障害を持つ例では，自発話が乏しいが，構音は正常で復唱や理解が保たれるという超皮質性運動失語が出現する。こうした例では，視覚性呼称は良好であるのに，語列挙が低下するというコントラストがみられる[21]。変性疾患では，左半球に優位な萎縮を認める前頭側頭型認知症（frontotemporal dementia：FTD）の初期に発話衝動が低下し，自発話の減少とともに機能語

の想起困難と反響言語が顕著で，文および語の産生能力低下を主症状とする超皮質性運動失語像がみられる[6]。行動障害の顕在化に先立って，自発話の減少とオウム返しの返答を特徴とするコミュニケーション上の異変を端緒に受診となったケースの統語機能に関する検討を紹介する。

【症例3】 50代後半男性[22]

数年前から気分が落ち込みはじめ，約1年前の父の急死以来，自発話の減少とオウム返しの応答に気づかれるようになった。仕事では慣れない業務で段取りの悪さが目立つようになるも，大過なく仕事を続けている。近医でうつ病と診断されたが，認知症との鑑別目的で脳神経外科を受診したところ，画像所見からFTDが疑われ，認知症専門外来を紹介された。

初診時には，拍手徴候を含む明らかな神経学的症候なし。構音の歪みやプロソディの障害はないが，自発話の著しい減少と「わからない」反応に加え，質問への単語での応答，相手が発する敬語の態を変換せず，そのまま敬語を用いる傾向などが観察された。主治医の質問に対する応答場面を紹介する。

主治医：困っていること，ありますか？

患者：えーと，わからんね，…わからん。

主治医：お孫さんできたのと違う？

患者：孫さんできたよ。

主治医：お孫さんができた。

患者：大分。

妻：（患者を）連れて行ったんですよ。

患者：連れて行ったんよ。

主治医：向こうで，一週間くらい？

患者：一週間くらい。

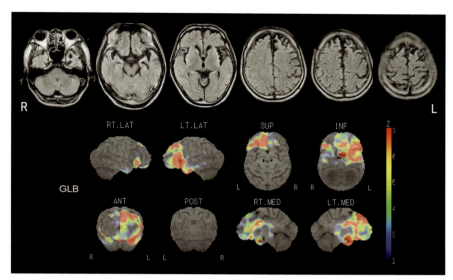

【図6】症例3（50代後半男性）の頭部画像所見

このように，発話意欲はあるが，返答はほぼオウム返しであり，時折，単語のみの自発話が挿入される。また冒頭の自由な回答を求めるオープンクエスチョンには，「わからない」反応が出現し，会話が続かない。

頭部MRIでは，前頭極を中心に左優位の前頭-側頭葉の限局性萎縮を認め，脳血流SPECTでは，左優位に前頭葉の内側部から外側部，加えて側頭極にかけて著明な血流低下を認めた（図6）。

SLTAでは，語の列挙，まんがの説明で著しい成績低下が認められるのに加え，文の復唱は中等度の低下を示した。書字においてもまんがの説明，短文の書取，漢字・単語の書字で失点が認められた（図7）。まんがの説明では助詞の脱落や不適切な統語表現が認められ，書取でも助詞の脱落や音韻性錯書が現れた（図8）。90単語検査は呼称76/90と

76　第Ⅱ章　進行性失語の臨床型

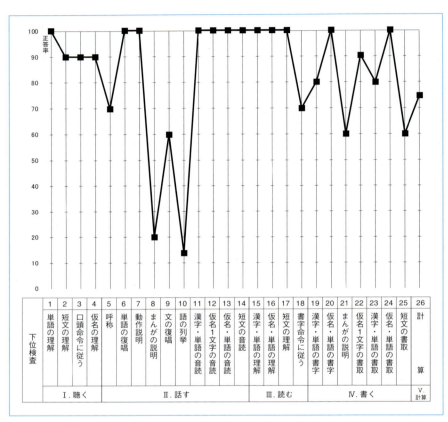

【図7】症例3（50代後半男性）のSLTAプロフィール
※10.「語の列挙」は15語を100％とした

軽度の成績低下を認めたが語の列挙に比べはるかに良好で，聴覚的理解87/90はほぼ保たれていた。諺の補完課題（10/10）や，熟字訓の音読でも失敗はみられなかった。一方トークンテストは文21/39と低下していたことから，単語レベルの理解障害はみられず，構文理解の障害を持つことが示された。

その他の認知機能検査の成績は，MMSE＝26/30　と見

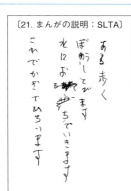
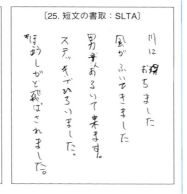

【図8】症例3（50代後半男性）の書字課題における文表現

　当識−2，計算−2で失点したが，RCPM＝34/36，Kohs立方体知能検査IQ＝103と視空間の認知や操作能力の低下はみられなかった。一方，数唱は順唱，逆唱ともに4桁，FAB＝9/16，語の流暢性課題　カテゴリー産生（5-4-4），語頭音（2-2-2），Trail Making TestはPartA46秒　PartBは誤反応多数で中止となった（5分）。ウィスコンシン・カード・ソーティング検査（慶應版）は第一試行で達成カテゴリー数（CA1）＝1/6，第二試行でも達成カテゴリー数（CA2）＝2/6と明らかな改善は認められず，遂行機能障害を認めた。

❷ 統語表出に関する課題
1）文の整序課題　5/5

　4枚のカードに書かれた語句を並び替えて正しい文を作る課題（例：子どもが/喜んで/飛び/はねる）は，試行錯誤を繰り返し時間を要したが，全問正答できた。

2) 助詞の補完による文完成課題　2/5

空欄に「が・を・に・で・から」の中から適切な助詞を選び，文を完成させる課題では，ペン（を）書く，5時（を）起きる，など明らかな誤りを認めた。

3) 助動詞の補完による文完成課題　1/6

文の末尾の部分（助動詞）を補完し，文を完成させる課題では，赤ちゃんに離乳食を食べ（れる），のような誤りを認め，適切な態の変換ができなかった。

4) 誤文訂正課題　0/5

統語的に不適切な文を訂正する課題（例：庭を花が咲いた）では，誤りに気づくことも修正することもできなかった。

5) 2単語からの文作成 [23)]　2/5

音声で提示した2単語から文を作成する課題では，適切な助詞を用いた文や，直接つなぐことのできない単語同士を短絡させた文を作成した（例：子ども，公園→子どもに公園に遊ぶ。薬，痛い→薬が痛い）。

③ 失文法型PPA

本例の言語症状は，自発話が乏しく，連続的な発話が困難で，呼称に比べ語の流暢性の低下が顕著であった。態や敬語に伴う語尾の変換が困難で，また単語を助詞でつないで意味のある文を作成する統語表出機能が明らかに低下していた。応答は単語または，反響的な発話が多く認められた。一方で，発話運動面の障害であるAOSや努力性の発話の徴候はなく，復唱や語の理解も保たれていた。本例のような発話衝動の低下，自発話の減少，ならびに機能語の

想起困難と反響言語を呈し，文および語の産生能力低下を主症状とする超皮質性運動失語像を呈するタイプで，中心前回を除く前頭葉にその病巣を認める群では，発話失行を伴わない失文法型PPAを生じることが示された。ここでは失文法が言語症状の中核となる。また本例では前頭極に著しい変性が生じており，意欲や遂行機能の障害が同時に生じており，まだ行動障害は認められないものの，思考過程の障害を合併していることが想定される。このような左優位の前頭葉に変性をきたす非典型的なFTD例においては，遂行機能障害とともに言語症状が行動障害の前駆症状として現れる可能性がある。その特徴は自発話想起の障害と統語機能障害すなわち失文法を呈する超皮質性運動失語であると思われる。PNFAは，行動障害とは最も縁遠い存在と思われているが，こうした例では，行動障害への伸展を見据えた対策を講じる必要がある。

Ⅵ. PNFAの下位分類と神経基盤への展望

変性疾患に伴う原発性進行性失語（PPA）の分類は，失構音ないし失文法を特徴とする非流暢/失文法型PPA（nfv-PPA），語義失語を主徴とする意味型PPA（semantic variant of PPA：sv-PPA），文の復唱障害を特徴とするlogopenic型PPA（logopenic variant of PPA：lv-PPA）の3型とされる。PNFAに相当するnfv-PPAの中でもPPAOSは純粋にAOSのみで失文法などの言語症状を伴わない一群であると考えられる。一方で，症例3のような超皮質性運動失語像を呈した例はnfv-PPAの中でも，失構音を伴わない失文法型のPPAと考えられる。PNFAは，失構音を中核とする非流暢ないし失構音型と失構音を伴わない失文法型に細分化できる可能性が示唆される。PNFA

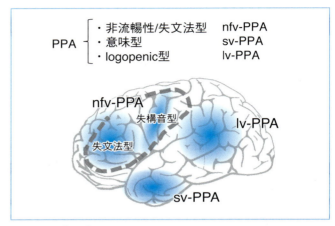

【図9】症例から推定されるPPAの神経基盤

は，言語中枢を挟むシルビウス裂周囲ならびに，AOSの責任病巣である中心前回，さらには失文法を引き起こす補足運動野を含む前頭葉背内側面，左右差（左＞右）のあるこれらの領域を冒す変性により引き起こされると考えられる（図9）。

おわりに

PPAの包括的診断基準では，数年間は言語以外の他の認知機能障害を伴わないとしているが，筆者はこの規定は，あくまで相対的なものと理解している。認知症の中で占有率の高いADでは，まず近時記憶障害が前景に現れ，次第に他の道具的な機能が低下し病識が失われ，実生活上の支障が顕著となるにつれて，会話場面では取り繕いなどの症状が現れやすい。一方で，PPAと診断される例では，こうした経過よりも，言語すなわちコミュニケーションの障害が前景に現れ，その症状が本人やその周囲にとって最大の障壁となる。ここで紹介した3例はいずれも言語以外の

認知機能障害を伴っており，厳密にはPPAの包括的な診断基準にあてはまらないかもしれない。しかし，彼らは言葉の表出に関わるコミュニケーションにおいて悪戦苦闘していた点で，何らPPAの他の症例と変わりはない。PPAでは初期から他の認知機能障害を合併している例や，急速に神経学的症候や行動障害を進展させる例など，背景疾患により，さまざまな臨床像を呈することがわかってきた。PNFAでは，神経学的症候を押さえることに加え，進行性の言語障害の特徴を正しく捉えることが，認知症疾患を見極める上で重要な鍵を握る臨床スキルとなりつつある。

文　献

1) Mesulam MM : Primary progressive aphasia. Ann Neurol, 49 : 425-432, 2001.

2) Gorno-Tempini ML, Hillis AE, Weintraub S, et al. : Classification of primary progressive aphasia and its variants. Neurology, 76 : 1006-1014, 2011.

3) 大槻美佳 : anarthrieの症候学. 神経心理学, 21 : 172-182, 2005.

4) 松田　実，鈴木則夫，長濱康弘，ほか : 純粋語唖は中心前回症候群である : 10例の神経放射線学的・症候学的分析. 神経心理学, 21 : 183-190, 2005.

5) Duffy JR : Apraxia of speech in degenerative neurologic disease. Aphasiology, 20 : 511-527, 2006.

6) 相馬芳明，田邉敬貴 : 失語の症候学. 医学書院, 東京, 2003.

7) 大東祥孝 :「アナルトリーの責任病巣」再考. 神経心理学, 21 : 146-156, 2005.

8) Sugishita M, Konno K, Kabe S, et al. : Electropalatographic analysis of apraxia of speech in a left hander and in a right hander. Brain, 110 : 1393-1417, 1987.

9) 小森憲治郎，豊田泰孝，谷向　知 : 原発性進行性失語（PPA）の国際分類とFTLD : 進行性非流暢性失語（PNFA）と意味性認知症（SD）. Dementia Japan, 29 : 139-147, 2015.

10) 小森憲治郎 : 原発性進行性失語 : その症候と課題. 高次脳機能研

究, 32 : 393-404, 2012.

11) Grossman M : Primary progressive aphasia : clinicopathological correlations. Nat Rev Neurol, 6 : 88-97, 2010.

12) Knopman DS, Boeve BF, Parisi JE, et al. : Antemortem diagnosis of frontotemporal lobar degeneration. Ann Neurol, 57 : 480-488, 2005.

13) Snowden J, Neary D, Mann D : Frontotemporal lobar degeneration: Clinical and pathological relationships. Acta Neuropathol, 114 : 31-38, 2007. .

14) Kertesz A, McMonagle P, Blair M, et al. : The evolution and pathology of frontotemporal dementia. Brain, 128 : 1996-2005, 2005.

15) Mesulam M, Wicklund A, Johnson N, et al. : Alzheimer and frontotemporal pathology in subsets of primary progressive aphasia. Ann Neurol, 63 : 709-719, 2008.

16) Josephs KA, Duffy JR, Strand EA, et al. : Clinicopathological and imaging correlates of progressive aphasia and apraxia of speech. Brain, 129 : 1385-1398, 2006.

17) Knibb JA, Xuereb JH, Patterson K, et al. : Clinical and pathological characterization of progressive aphasia. Ann Neurol, 59 : 156-165, 2006.

18) 中野今治 : 前頭側頭葉変性症 (FTLD) の概念と分類update. 臨床神経, 51 : 844-847, 2011.

19) Josephs KA, Duffy JR, Strand EA, et al. : The evolution of primary progressive apraxia of speech. Brain, 137 : 2783-2795, 2014.

20) 小森憲治郎, 森 崇明, 豊田泰孝, ほか : 失構音か構音障害か？ : 進行性核上性麻痺例にみられた非流暢性失語像 (会). 神経心理学, 33 : 275, 2017.

21) 大槻美佳, 相馬芳明, 青木賢樹, ほか : 補足運動野と運動前野の喚語機能の比較―超皮質性運動失語患者の語列挙と視覚性呼称の検討. Brain and Nerve, 50 : 243-248, 1998.

22) 小森憲治郎, 谷向 知, 松田 実 : FTDにみられる発話困難と失文法との関係 (会). 神経心理学, 32 : 374, 2016.

23) 松田 実 : 非流暢性発話の症候学. 高次脳機能研究, 27 : 139-147, 2007.

第Ⅱ章　進行性失語の臨床型

意味性認知症（SD）

福島県立医科大学会津医療センター精神医学講座　川勝　忍
山形大学医学部精神科　小林　良太

> **臨床に役立つ ワンポイント・アドバイス**
> One-point Advice
>
> 　意味性認知症の典型例では，鉛筆や歯ブラシのような簡単な日常物品などの具体語での呼称と指示ができなくなるが，これは発症から5～6年を経過したかなり進行した時期にみられる所見である。その後，発語は消失していき，全経過は13年程度とされている。より早期の段階では，低頻度，低親密度の単語で呼称障害が出現し，遅れて指示もできなくなるので，標準失語症検査やWAB失語症検査の単語の理解では初期にはできることが多い点に注意する必要がある。「長所」などの抽象語や「腹が立つ」などの慣用句の理解障害は，早期からみられ診断に役立つ。CTやMRIでは病初期から，側頭葉前部，底面の著明な限局性脳萎縮を認めるのが特徴である。右優位の側頭葉萎縮例では，行動障害に加えて，相貌の意味記憶障害がみられ，標準高次視知覚検査の有名人の相貌認知検査で障害が評価できる。通常，意味性認知症の背景病理は，TDP Type C病理が主体である。

はじめに

　意味性認知症（semantic dementia：SD）は，前頭側頭葉変性症（frontotemporal lobar degeneration：FTLD）[1]の一病型であり，原発性進行性失語（primary progressive aphasia：PPA）の観点からは，意味型PPA（semantic variant PPA：svPPA）と位置付けられる[2]。SDの中核症状は，1998年のNearyら[1]の診断基準にあるように意味記憶の選択的障

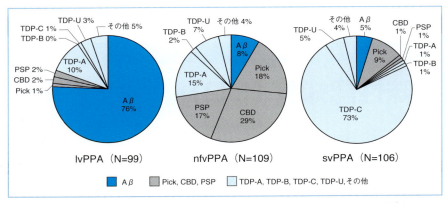

【図1】Bergeron らによる原発性進行性失語（PPA）の剖検例のメタ解析

lvPPA：logopenic 型原発性進行性失語, nfvPPA：非流暢/失文法型原発性進行性失語, svPPA：意味型原発性進行性失語, Aβ：アミロイドβ, CBD：大脳皮質基底核変性症, PSP：進行性核上性麻痺, TDP：TAR DNA-binding protein 43, TDP-A：TDP Type A, TDP-B：TDP Type B, TDP-C：TDP Type C, TDP-U：TDP 分類不能。灰色塗りはタウオパチー。

(Bergeron D, Gorno-Tempini ML, Rabinovici GD, et al. : Prevalence of amyloid-β pathology in distinct variants of primary progressive aphasia. Ann Neurol, 84 : 729-740, 2018 より引用)

KeyWord
＊TDP-43

2006年に前頭側頭葉変性症および筋萎縮性側索硬化症の脳にTDP-43が蓄積することが同定された。TDP-43が蓄積する病気をTDP-43 proteinopathyと総称する。大脳皮質におけるTDP-43陽性構造物の病理像のサブタイプと臨床病型には対応があり, Type A（神経細胞内封入体と短い神経変性突起）は進行性非流暢性失語や前頭側頭型認知症に, Type B（神経細胞内封入体）は運動ニューロン疾患を伴う前頭側頭型認知症に, Type C（長い神経変性突起）は意味性認知症にみられる。

害で，左半球優位の変性の場合は，単語の意味理解の障害が特徴である。この症状は，1940年に井村が見出した語義失語であることは，山鳥の総説[3]で詳しく紹介されている。当時，剖検例はなく画像診断もなかったが，井村は語義失語の病巣は左半球の第2，第3側頭回とそれに接する頭頂葉であると正しく推測している。2011年のGorno-TempiniらのsvPPAの概念は，語義失語そのものといえる。PPAのうち，進行性非流暢性/失文法型やlogopenic型では，言語症状も背景病理[※注1]も非常に多様だが，svPPAではより均質で，transactivation-responsive region（TAR）DNA-binding protein of 43 kDa（TDP-43）のType C病理が大部分である[4]（図1）。SDの典型例は65歳以前の若年発症例が多いが，より高齢の症例も存在する[5]（図2）。SDの生存期間の中央値は，12.8年とされており[5]，経過を踏

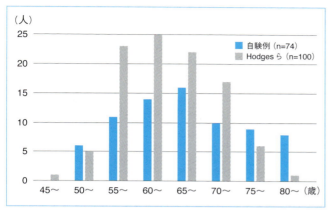

**【図2】意味性認知症（SD）診断時の年齢分布
（自験例74例とHodgesらの100例との比較）**

図2
自験例（1988年～2018年）では、65歳以降例58%（70歳以降例36%），右優位が20/74例で27%，Hodgesらは、65歳以降例46%（70歳以降例24%），右優位が24/94例（MRIで確認できた例）で26%であった。

まえた言語症状の把握が必要である。ここでは，SDの若年発症典型例と高齢発症例の臨床経過・画像から病理まで呈示し，SDの全体像と診断のポイントについて概説する。

I. 意味性認知症の診断基準

svPPAの診断基準[2,6]（表1）は，NearyらのSDの診断基準と比べて，言語症状に特化したものとなっており，呼称障害と単語の理解障害の両方（二方向性障害）が必須症状だが，本質的な症状は，対象物知識あるいは対象概念の障害である。また，言語症状評価のためには，本邦では，標準失語症検査（Standard Language Test of Aphasia：SLTA），WAB失語症検査（Western Aphasia Battery：WAB），失語症語彙検査（Test of Lexical Processing in Aphasia：TLPA）などの線画の呼称や理解の課題が使用されている[7,8]。呼称課題では，語頭音ヒントが無効で，既知感がなく，単語の理解の課題では，指示ができず，「○○って何ですか？」

※注1　**背景病理**：認知症を引き起こす主な原因タンパク質は4つあり，アルツハイマー型認知症では，アミロイドβとタウ（3リピートと4リピート）が，ピック病では3リピートタウが，進行性核上性麻痺と大脳皮質基底核変性症では4リピートタウが，レビー小体型認知症ではαシヌクレインが，前頭側頭葉変性症の一部や筋萎縮性側索硬化症ではTDP-43が蓄積する。

【表1】意味型PPA（svPPA）の診断基準

Ⅰ. 臨床診断基準	筆者の解説
以下の両方が存在 1. 呼称能力の障害 2. 単語の理解の障害	二方向性障害 two-way anomia（呼称も指示もできない） 　呼称障害は，正解を教示しても既知感がなく（「○○って何ですか？」），できない単語は何度やってもできない一貫性があり，語頭音ヒントも無効である。 　初期は SLTA，WAB 失語症検査では単語理解（指示）は可能な場合も多いので注意。WAB 失語症検査は保たれやすい色，身体部位課題が多い。
以下のうち3つ以上が存在 1. 対象物知識の障害 （特に低頻度 / 低親密度のもの） 2. 表層失読 / 失書 3. 復唱能力の保存 4. 発話能力の保存	初期に，範疇分類は可能で意味記憶は保たれるが進行するとそれもできなくなり意味記憶障害に至る。語義失語の特徴は具体語の障害だが，抽象語や諺，慣用句の意味の理解はより早期から障害される。 「海老」を「かいろう」と読む。教示後も一貫した障害がみられる。 logopenic 型 PPA の除外。 非流暢性 / 失文法型 PPA の除外。
以下の原発性進行性失語（PPA）の診断基準（抜粋）を満たすことが前提。 1. 最も顕著な臨床症状は言語の困難さである。2. これらが日常生活障害の主な原因である。 3. 発症時・病初期で失語が最も目立つ症状である。 除外基準：顕著な初期の行動障害など。	
Ⅱ. 支持する画像所見 　1. svPPA の臨床診断に加えて， 　2. 以下の一つ以上：a. 側頭葉前部優位の萎縮，b. 側頭葉前部優位の血流 / 代謝低下。	

(Gorno-Tempini ML, Hillis AE, Weintraub S, et al. : Classification of primary progressive aphasia and its variants. Neurology, 76 : 1006-1014, 2011 より改変して引用)

という反応を示し，再検しても一貫してできない[9]。これらは低頻度，低親密度の単語に現れやすいので，病初期であれば，SLTA や WAB 失語症検査の単語の理解はよくできる場合もあるので注意が必要である。また，初期には呼称ができなくても，その物品の使い方やカテゴリー分類はできており，単語の理解障害すなわち語義理解ができない語義失語の状態で，対象概念（意味記憶）は保たれるが，進行するとこれも消失する。また，意味カテゴリー特異性障害がみられ，道具，野菜・果物などは不良で側頭葉前方部の病巣と，色と身体部位は保たれやすく側頭葉後方部が病巣を免れることとの関係が推測されている[10]。語義失語

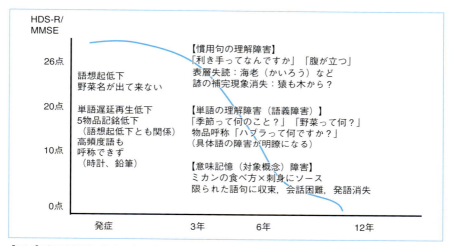

【図3】意味性認知症（SD）の言語症状の経過：HDS-R/MMSEでみた場合のイメージ図
HDS-R：改訂長谷川式簡易知能評価スケール，MMSE：Mini Mental State Examination

の特徴は，具体語の障害であるが，これはやや進行した例で典型的にみられる。初期には，「利き手」のような慣用複合語が障害されやすい。橋本ら[11]は，SDで「腹が立つ」などの慣用句の意味理解障害が初期から著明にみられ，語の暗喩的側面が語義失語出現の前に障害されることを報告している。すなわちSDでは慣用句の理解障害，単語の理解障害（語義障害），意味記憶（対象概念）障害の順で進行していく（図3）。

Nearyら[1]の診断基準（表2）では，左側頭葉優位障害例でsvPPAに相当する例，右側頭葉優位障害例で相貌や物品の意味記憶障害を呈し右優位型意味性認知症に相当する例も含まれ，行動障害も記載されており，FTLDの共通特徴である運動ニューロン病合併にも言及するなど，より包括的にSDを捉えている。ただ，svPPAの診断基準でも右側頭葉優位障害例の存在は触れられており[2]，その後，左優位svPPAと右優位svPPAの用語も使われている[12]。

> **KeyWord**
> **＊右優位型意味性認知症**
> 意味性認知症の典型例は左優位の側頭葉前部の萎縮と言語症状を呈するが，約30％の症例では右側頭葉萎縮と行動異常および相貌認知障害を示す。

【表2】意味性認知症（SD）の診断基準

意味記憶障害（言葉の意味；word meaning 語義，と対象同定における意味理解の障害）が主症状で初期から全経過を通じてみられる。他の認知機能，自伝的記憶などは正常か比較的保たれる。

Ⅰ. 中核的診断特徴	Ⅱ. 支持的診断特徴
A.潜行性の発症と緩徐な進行	A.言語症状 1. 切迫した発話　　2. 独特の言葉の使い方 3. 音韻性錯語なし　4. 表層失読・失書　　5. 計算保持
B.言語の障害 1. 進行性で流暢な内容のない自発語 2. Loss of word meaning 語義の消失のため，呼称や理解ができない 3. 意味性錯語	B.行動 1. 共感性empathyと思いやりsympathyの欠如 2. 限られた興味関心への固執 3. 過度の倹約
C.認知の障害 1. Prosopagnosia相貌失認：よく知っている人の顔がわからない 2. Associative agnosia連合型失認：物品同定ができない D.形の照合や模写はできる E.単語の復唱はできる F.規則語の音読，書き取りはできる	C.身体的所見 1. 原始反射は欠如か末期までみられない　2. 無動，筋固縮，振戦 D.検査所見 1. 神経心理学 　a.重篤な意味記憶障害（言語理解や呼称障害，対象や相貌認知障害） 　b.音韻，統語，要素的知覚，空間的認知，日々の記憶は保持 2. 脳波：正常 3. 脳画像（構造・機能）：側頭葉前部優位の異常（対称性または非対称性）
Ⅲ. FTLD臨床症候群に共通の支持的特徴　A. 65歳以前の発症，家族歴，B. 運動ニューロン病合併例有 Ⅳ. 除外診断の徴候　Ⅴ. 相対的除外診断の特徴	

(Neary D, Snowden JS, Gustafson L, et al. : Frontotemporal lobar degeneration : a consensus on clinical diagnostic criteria. Neurology, 51 : 1546-1554, 1998 より引用)

Ⅱ. 症例

① 症例1

　初診時66歳，右利き女性[13, 14]。教育歴12年。

　現病歴：63歳時，頭痛でA病院脳外科を受診，右前頭部髄膜腫と呼称障害を指摘された。さらに，同精神科では多弁，脱抑制を指摘された。65歳時，会話で辻褄が合わないこと，ワンパターンの食生活，不要な物を沢山買うことに家族が気づいた。親戚の葬式で，隣にいた娘のことを認識できなかった。66歳時，日常会話で「スイカ」が何のことかわからず，色などの属性もわからなかった。毎日自転車で10km位走り，人に会うとすぐに写真を撮る行動が

【表3】症例のWAB失語症検査等の成績（抜粋）

		症例1（66歳）	症例2（77歳）
MMSE		29/30	10/30
WAIS-R　言語性IQ/動作性IQ		72/102	70/73
Ⅰ. 自発語		17/20	14/20
Ⅱ. 聴覚的理解	A. "はい""いいえ"で答える問題	53/60	36/60
	B. 単語の聴覚的理解	59/60	54/60
	C. 経時的命令	45/80	51/80
Ⅲ. 復唱		78/100	68/100
Ⅳ. 呼称	A. 物品の呼称	31/60	21/60
	B. 語想起	4/20	0/20
	C. 文章完成	6/10	4/10
	D. 会話での応答	10/10	2/10
Ⅴ. 読み	A. 文章の理解	24/40	4/40
	C. 文字単語と物品の対応	6/6	5.5/6
	H. 漢字の構造を聞いて語を認知	0/6	0/6
Ⅵ. 書字	D. 漢字単語の書き取り	3/6	0.5/6
Ⅶ. 行為	右手	57/60	60/60
Ⅷ. 構成	A. 描画	30/30	17.5/30
	D. レーヴン色彩マトリシス検査	34/37	16/37

目立った。便秘に固執し下剤を乱用した。66歳,初診時,多弁・多幸的。改訂長谷川式簡易知能評価スケール（HDS-R）27（場所－1,野菜－1,逆唱－1）,Mini Mental State Examination（MMSE）29。Alzheimer's Disease Assessment Scale（ADAS）10単語記銘は正答数5-9-9で平均7.7個と良好だった。WAB失語症検査で（**表3**）,失語症指数AQは76,物品呼称が31/60で,櫛の呼称ができず,語頭音ヒント無効で,髪をとかすまねをするなど用途はわかっていたが,教示しても,「櫛っていうんですかこれは」,と既知感がなかった。語想起は著明に低下してい

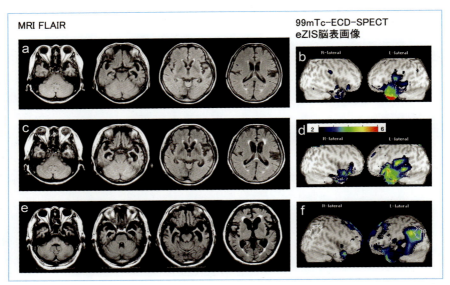

【図4】症例1の66歳初診時（a,b），68歳時（c,d）ならびに症例2の初診後77歳時（e,f）のMRI FLAIRおよび99mTc-ECD-SPECT eZIS脳表画像

➡KeyWord
＊表層失読

英語圏では，綴りから予想される読み方とは違う例外的な読み方をする不規則発音単語を一般的な規則で読んでしまう現象をいう。日本語の場合，漢字の読み，とくに意味がわからないと読めない場合，全体を訓読みする熟語である熟字訓に，たとえば団子，海老などを，「だんし」「かいろう」など逐次的に音読みしてしまう類音的錯読が相当し，意味記憶障害の程度と相関する。

たが，単語の聴覚的理解は良好だった。行為や構成能力はよく保たれ，前頭葉機能検査の慶應版ウィスコンシンカード分類テストでもカテゴリー達成6で良好であった。Trail Making Test A, Bとも正常範囲だった。ウエクスラー成人知能検査（Wechsler Adult Intelligence Scale-Revised：WAIS-R）では，動作性IQ102に対して，言語性IQ72と低下が目立ち，単語問題では，電車，食器，ベッドなどの具体語はできるが，抽象語の理解は極めて不良で，長所は「わからない」，妨害は「危ない，害がある」，道楽は「道を歩くのが好き，楽をすること」のような文字通りの意味を答えた。熟字訓の読みでは，団子を「だんし」，海老を「かいろう」，煙草を「えんそう」などと読み，表層失読が目立った。MRIでは，左優位に側頭葉底面から側頭葉前部

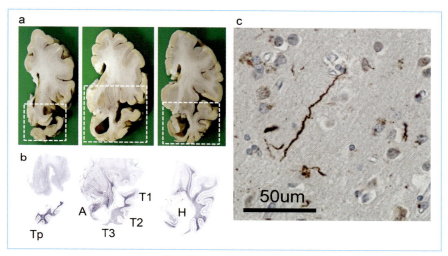

【図5】症例1の病理所見

大脳割面（a）とHolzer染色（b）。Tp：側頭極，T1：上側頭回，T2：中側頭回，T3：下側頭回，A：扁桃体，H：海馬。下側頭回の抗リン酸化TDP-43免疫染色で，長い神経変性突起（TDP Type C病理）を認める（c）。

の限局性萎縮を認め，左はシルビウス裂が拡大し，一部，側頭葉後方まで萎縮が及んでいた（図4a）。脳血流SPECTの画像統計解析では，側頭葉前部の明瞭な低下がみられた（図4b）。67歳時には，HDS-R 14点，MMSE 18点と進行し，常同行為を制止すると興奮した。68歳時，HDS-R 4点，MMSE 5点と進行が著しく，「季節って何ですか？」と季節の意味がわからず，スプーンや鍵などの簡単な日常物品の呼称もできず，教示しても「へー，スプーンっていうんですか」と驚くなど既知感がなく，指示もできず典型的な語義失語像を呈した。WAB失語症検査の物品呼称は6/60に低下した。MRIでは，側頭葉底面から前部の萎縮はさらに顕著になり，右側にも及び（図4c），脳血流の低下部位も側頭葉の前方から中部まで広がっていた（図4d）。69

歳時，過食，異食も出現し，70歳時には，会話もほとんど不能となり，落ち着きもないため入院後，徐々にADLが低下し，失禁，車椅子，寝たきりとなり，73歳時に肺炎で死亡した。全経過は11年であった。剖検では脳重量1,045g，大脳割面では，側頭前部から側頭葉底面（下側頭回）が萎縮し，Holzer染色で，側頭極，中・下側頭回の白質および皮質，海馬，扁桃体の著明なグリオーシスを認めた。側頭葉だけでなく前頭葉，島，頭頂葉皮質には，抗リン酸化TDP-43抗体陽性の長い神経変性突起を認め，TDP Type Cの病理であった（**図5**）。

❷ 症例2

初診時76歳，男性右利き[15]。教育歴12年。

現病歴：69歳時，頑固，同じことを繰り返して話すようになり，知人名や日用物品名が言えなくなった。71歳時，一方的で人の言うことを聞かなくなった。また，過食で体重が20kg増加した。74歳時，次男と会っても誰かわからなかった。76歳の初診時，「野菜って何ですか？」と野菜の意味がわからず，団子を「だんし」，海老を「かいろう」，八百屋を「はっぴゃくや」などと読み，表層失読を認めた。諺の補完では「猿も木から」は正答できた。77歳時，こだわりが強く，家族の言うことも聞かないため，精神科病院へ入院。HDS-R4点，MMSE10点，WAB失語症検査（**表3**）では物品の呼称は21/60と低下し，呼称はできないが，使用する真似をすることが多く，コップや毛糸など6物品では語頭音ヒントで正答した。語想起は動物名0と低下していた。聴覚的理解では，多弁で話が逸れやすいため得点低下はあったが，単語の理解は54/60，経時的命令でも51/80であり，MMSEが低得点のわりには，症例1と同等に保たれていた。構成能力は保たれ，行為も60/60で保た

れていた。標準高次視知覚検査（Visual Perception Test for Agnosia：VPTA）の有名人の相貌認知では、呼称は全くできず指示も15/16点と著明に低下していた。WAIS-Rでは、言語性IQ70、動作性IQ73で症例1と異なり、両者の差はみられなかった。単語問題では、長所は正答、アレルギーは「荒れている道路のこと」、道楽は「少しは体を自由にすること」など文字通りや音に影響された間違いが多かった。MRIでは、両側側頭葉底面から前部の著明な脳萎縮と、全般的な脳萎縮を認め（図4e）、脳血流SPECTの画像統計解析では、左側頭葉前部と側頭葉後方から頭頂葉にかけての血流低下を認めた（図4f）。後部帯状回の血流低下は目立たないがアルツハイマー病（Alzheimer's disease：AD）も疑われた。78歳時、HDS-R 3点、MMSE 5点（3単語復唱と口頭命令2点）に低下し、79歳時には、物品の呼称は全く不能となり、独語や徘徊がみられた。83歳時、自発語消失、歩行困難となり全介助を要し、84歳時、誤嚥性肺炎にて死亡した。全経過は16年であった。剖検にて、脳重量1,070g、大脳割面では側頭葉前部、内側部、底面の萎縮が強く、海馬顆粒細胞層、扁桃体、側頭葉皮質、島皮質などに、抗リン酸化TDP-43抗体陽性の神経細胞内封入体と短く太い神経変性突起を認めた（図6）。加えて大脳皮質から中脳、小脳に及ぶアミロイドの沈着、Braak stage[※注2] Vの神経原線維変化を認め、ADの合併と診断した。

Ⅲ. 考察

　症例1は、典型的なSDで語義失語と相貌の意味記憶障害を呈し、側頭葉萎縮は左優位だが右にも認めた。症例1が写真をよく撮っていたのは、脱抑制だけでなく、顔が覚

※注2　Braak stage：神経原線維変化の分布のステージ分類。経嗅内野から始まり（StageⅠ）、海馬・嗅内野（StageⅡ）、後頭側頭回（StageⅢ）、側頭葉や島皮質（StageⅣ）、すべての連合野（StageⅤ）、一次感覚野（StageⅥ）。認知症が出現するのはStageⅢ以降である。

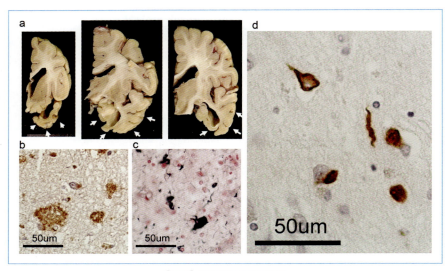

【図6】症例2の病理所見

大脳割面(a)では，側頭極から内嗅領野，下側頭回，中側頭回の限局性萎縮．抗アミロイドAβ1-42抗体免疫染色でアミロイド陽性(b)，Gallyas染色で，神経原線維変化，neuropil threadsと嗜銀顆粒(c)，抗リン酸化TDP-43免疫染色で神経細胞内封入体と短く太い神経変性突起（TDP Type A病理）を認める(d)．

えられない自覚もあったためと思われる．MRIで，左優位に下側頭回，中側頭回の前部に著明な限局性萎縮を認めるが，側頭葉後方から頭頂葉まですでに軽度の萎縮はみられ，井村の想定した病巣と一致している[3]．経時的には脳血流SPECTでも側頭葉前部から中部へ病巣進展を認め，病理所見と対応していた．

症例2はより高齢発症のSD例である．全般的な認知機能低下のわりには，WAB失語症検査の単語の理解は症例1と同程度に良好で，経時的命令や行為では症例1よりむしろ高得点で理解障害は軽度で，SD症状はやや軽症だった．このような症例は，松田[16]の報告したSD様のAD，あるいは小森ら[17]の報告した二方向性の健忘失語を呈したADとの鑑別も問題になり，より多様な症例が含まれる

可能性がある。病理学的には，TDP病理を認め，典型的SDのTypeCではなくTypeAであった。AD病理は，単独でも認知症を説明しうる程度で，脳血流SPECT所見もADに近い頭頂葉での血流低下を示していたが，あくまで主病変はTDP病理による下・中側頭回を含む側頭葉内側部の限局性萎縮を呈する病変であった。高齢発症SDの背景病理としては，AD病理によるSD[13]，ADにTDP病理が合併[18]，SDにADが合併する3パターンがありうるが，症例2の症状経過から，ADは経過途中から加わったもので，本態はTDP TypeA病理によるSDと考えた。SDでTypeA病理というのはこれまで報告がなく，症例を蓄積して確認する必要がある。

文　献

1) Neary D, Snowden JS, Gustafson L, et al. : Frontotemporal lobar degeneration : a consensus on clinical diagnostic criteria. Neurology, 51 : 1546-1554, 1998.

2) Gorno-Tempini ML, Hillis AE, Weintraub S, et al. : Classification of primary progressive aphasia and its variants. Neurology, 76 : 1006-1014, 2011.

3) 山鳥　重：語義失語. Brain and Nerve, 63 : 811-820, 2011.

4) Bergeron D, Gorno-Tempini ML, Rabinovici GD, et al. : Prevalence of amyloid-β pathology in distinct variants of primary progressive aphasia. Ann Neurol, 84 : 729-740, 2018.

5) Hodges JR, Mitchell J, Dawson K, et al. : Semantic dementia : demography, familial factors and survival in a consecutive series of 100 cases. Brain, 133 : 300-306, 2010.

6) 池田　学，一美奈緒子，橋本　衛：進行性失語の概念と診断. 高次脳機能研究, 33 : 304-309, 2013.

7) 植田　恵，高山　豊：原発性進行性失語の評価. 高次脳機能研究, 33 : 330-338, 2013.

8) 田村　至，大槻美佳，中川賀嗣，ほか：病初期の語義失語症例に

おけるカテゴリー特異的意味障害の経時的検討．高次脳機能研
究，30：523-532，2010.

9) 田辺敬貴，池田　学，中川賀嗣，ほか：語義失語と意味記憶障害．
失語症研究，12：153-167，1992.

10) 伊藤皇一，中川賀嗣，池田　学，ほか：語義失語における語の意
味カテゴリー特異性障害．失語症研究，14：221-229，1994.

11) 橋本　衛，一美奈緒子，池田　学：Semantic dementiaの言語障
害の本質とは何か．高次脳機能研究，35：304-311，2015.

12) Karageorgiou E, Miller BL : Frontotemporal lobar degeneration :
a clinical approach. Semin Neurol, 34 : 189-201, 2014.

13) 川勝　忍，渋谷　譲，山崎　猛，ほか：画像と病理診断を踏まえた
認知症の鑑別診断．老年精神医学雑誌，22（増刊号－Ⅰ）：28-35，2011.

14) 川勝　忍，小林良太，林　博史：ピック病から前頭側頭葉変性症
への歴史的変遷と臨床病理診断．老年精神医学雑誌，28：907-
917，2017.

15) 川勝　忍，小林良太，林　博史，ほか：複合病理の診断の仕方．
老年精神医学雑誌，30（増刊号－Ⅰ）：73-83，2019.

16) 松田　実：アルツハイマー型認知症の言語症状の多様性．高次
脳機能研究，35：312-324，2015.

17) 小森憲治郎，豊田泰孝，森　崇明，ほか：意味性認知症と見誤り
易い症候について．高次脳機能研究，36：350-360，2016.

18) Josephs KA, Murray ME, Whitwell JL, et al. : Staging TDP-43
pathology in Alzheimer's disease. Acta Neuropathol, 127 : 441-
450, 2014.

第Ⅱ章　進行性失語の臨床型

Logopenic型進行性失語

足利赤十字病院神経精神科　船山　道隆

臨床に役立つ ワンポイント・アドバイス
One-point Advice

　Logopenic型進行性失語は，文や句の復唱障害と喚語困難が目立つが，単語の理解や構音が保たれている進行性失語の1型である。高齢発症の場合もあるが，50代から60代前半に発症する若年例が比較的多く，病理背景はアルツハイマー病であることが多い。Logopenic型進行性失語を理解するには，失語における音韻の障害を理解する必要がある。すなわち，音韻短期記憶障害に加えて語彙および音韻想起の障害により，構音の問題がないにもかかわらず，logo（語）がpenic（乏しい）な状態が認められると考えるとわかりやすい。理解面においては語聾がしばしば認められるが，これも入力時の音韻照合の障害の側面を持つ。すなわち，変性疾患であるため特定の機能の低下とはいえないものの，logopenic型進行性失語は入力面，把持面，出力面いずれも音韻の障害を中心とする進行性失語と捉えることができる。この音韻の障害はウェルニッケ野や左縁上回付近の機能低下を反映する病態である。

Ⅰ. Logopenic型進行性失語は音韻機能の障害が密接に関わる

　Logopenic型進行性失語は，非流暢/失文法型や意味型といった他の進行性失語の型と比較して診断が難しい。非流暢/失文法型であれば発語失行が目立つ例が多く，意味型であれば患者は「〜って何？」と聞いてくるように単語の理解障害が目立つ例が多い。一方でlogopenic型進行性

【表1】Logopenic 型進行性失語の特徴[1]

1. 必須項目
- 喚語困難
- 文や句の復唱障害
2. 以下の4つのうち3つを満たす必要がある
- 音韻性錯語
- 単語理解・対象物知識の保存
- 発話運動面の保存
- 明らかな失文法なし（発話される文の長さは短くない）

失語では文や句の復唱障害と喚語困難が強く，単語の意味理解と発話の構音面に問題ないことが特徴ではあるものの（表1），非流暢／失文法型や意味型のように簡単に診断に至る決定的な症状が自由会話場面では少ない。音韻性錯語が頻発していれば診断に至りやすいが，脳血管障害による失語と比較するとその頻度は少なく，ほとんど出現しない場合もある。また，脳血管障害による失語であれば伝導失語やウェルニッケ失語に相当する脳部位の機能低下によって生じる失語であるが，logo「語」がpenic「乏しい」という名前の通り，発話内容が乏しくなることが特徴である。一体これは非流暢／失文法型進行性失語と何が違うのであろうか。

ところで，logopenic 型進行性失語は提唱された当初は phonological 型進行性失語，すなわち音韻型進行性失語と呼ばれていた[1, 2]。Logopenic 型進行性失語を提唱した Gorno-Tempini ら[2] によると，logopenic という用語は音韻機能の障害による発話の乏しさを意味するとしている。一方で，「非流暢」という用語は言語の運動面（発語失行）と失文法（日本語では発話文の短さ，すなわち，重文や複文の減少と短文の増加，文レベルに至らない句あるいは単語レベルの発話）による発話に限定すると述べている。

音韻機能とは言語の構成要素である言語音の機能をさ

🔊KeyWord

＊音韻性錯語 phono-logical paraphasia

雪だるまを「ゆきでるま」などという語の一部の音の誤り。目標語の半分以上の音素が含まれている場合が音韻性錯語であり，音が誤っていても目標語が容易に推測できる。

す。たとえば，語の音韻型を正しく想起したり選択したり
できないと，太陽を「かいよう」と1音を誤って置換した
り靴下を「つくした」と音の順序を逆に転置したりするよ
うな音韻性錯語，ふくろうを「ふろ，ふく」と言う目標語
に関連する1音節以上の音の断片など，語音が全く想起で
きなければ語彙にまつわる情報がすでに想起されていても
（象徴的には「この単語は3文字だけど何て言ったっけ？」
などという場合）表現型としては喚語困難となる。このよ
うに，言おうとする単語や文の内容を具体的な語音に変換
する過程で音韻機能は決定的な役割を担う。理解する際も
同様に，相手の話から語音を切り出して認識する際にも音
韻機能は必須である。Gorno-Tempini ら[1, 2]はlogopenic型
進行性失語では復唱の障害が特徴であることから，音韻の
短期記憶の低下をlogopenic型進行性失語の中核症状とし
て位置付けている。ところで，復唱の障害を音韻の短期記
憶の障害と判断するには，語音の入力が正しく行われ，語
音の出力時にも音韻性錯語に表れる音の選択を誤らないこ
とが前提になり，その中間段階で音韻の保持力が保たれて
いない場合に音韻短期記憶の障害といえる[3]。Logopenic
型進行性失語で語聾や音韻性錯語が目立たず，音韻の短期
記憶のみが低下していると考えられる例は多い。私見では
さらに，音韻の想起の障害も重要であると考えている。音
韻の想起が困難であると，言いたい単語の音韻型がぼんや
りと脳内に浮かんでも，音韻を正しく出力することが困難
になり誤ってしまったり（音韻性錯語），語の一部の音韻
型しか出なかったり（目標語に関連する1音節以上の音の
断片），あるいは時間がかかったりするため語（logo）が乏
しい状態（penic）につながる可能性が考えられる。以下に
特徴的なlogopenic型進行性失語の3症例を挙げて説明し
ていく。

Ⅱ. 症例

❶【症例1】 喚語困難と重篤な復唱の障害を認め音韻短期記憶の障害が想定される例[4,5]

　56歳発症の右利きの女性。既往歴に特記すべきことはなかった。56歳時から徐々に言いたい単語が出なくなったという。発症1年半後に当院に受診したが，パーキンソン症状を含めて神経所見には目立った所見を認めず，頭部MRIでは明らかな異常はみられなかった。その他の諸検査でもtreatable dementiaは認められなかった。Tc-99m ECD SPECTのeZIS解析では左優位にシルビウス裂後方周囲の側頭-頭頂葉接合部を中心とした相対的血流量の低下が認められた（図1）。言語面では，発話は非流暢/失文法型進行性失語で認められる発語失行はみられず，喚語困難のために内容は乏しい場合が多いが，発話運動面の速度は遅くなく，発話の長さも正常で文レベルであった。理解面では語聾は認めず，意味型進行性失語とは異なり単語の理解

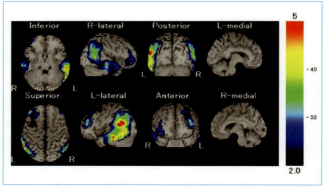

【図1】症例1のTc-99 m ECD SPECTのeZIS解析
左シルビウス裂後方の周囲を中心とした左側頭-頭頂葉接合部に相対的な血流量の低下を認めた。

もほぼ問題なかったが，文レベルの理解となると困難になることがあった。発話では，ごく稀に電車を「だんしゃ」などと言うように音が違う音に置換される音韻性錯語を認めた。最も目立ったのは復唱の障害であり，「車に乗った」など短い2文節までしか繰り返すことができなかった。単語の復唱で誤ることはなかったが，改訂版長谷川式簡易知能評価スケールで用いる復唱課題の「桜，猫，電車」は，何度呈示しても「桜，猫」までしか復唱できなかった。「梅，犬，自動車」と課題を変えると「梅」しか復唱できなかった。数唱は順唱で3桁までしかできず，逆唱は2桁も復唱できなかった。すなわち，発語失行や単語の理解障害を認めないにもかかわらず，文や句の復唱の障害と喚語困難が目立つというlogopenic型進行性失語の典型的な症状を呈していた。言語面を除くと，明らかなエピソード記憶には問題はなく，判断力もある程度保たれ，社会的行動障害も認めなかった。

　喚語面に関して，失語症語彙検査[6]の項目4-1呼称検査200語の結果で詳細を示す。反応の内訳は，正答38語，無反応137語（「えーっと」，「わからない」，「これは犬ではなくて」なども入る），意味性錯語20語（ひまわりを「花」などという上位語やヤギを「メー」などという属性を示す語など意味的関連がある誤反応。背景の1つには目標語に対して喚語困難があるのでこのような反応となった可能性が考えられる），音韻面の問題は5語であった。これらのうち音韻面の問題は，音韻性錯語（音韻の省略）というより5語とも目標語に関連する1音節以上の音の断片と捉えるほうがわかりやすく，にんじんを「にん」，三輪車を「さんりん」，スプーンを「ス」，肌色を「は」などと単語の一部の語音のみの想起に留まる反応が目立った。症例1では1単語の復唱は問題を認めなかったことから，これらの目標

語に関連する1音節以上の音の断片は目標語に対する語彙の形ではすでに想起できているが，語に対する音が十分に想起できていないことを示していると考えられる。本検査の失語症患者の標準的な成績（脳血管障害を中心とする後天性脳損傷群であり，変性疾患例ではないことには注意を要する）は143.1±34.6／200語であり，症例1（正答38語）の成績のZスコア（標準値からどれだけ標準偏差SDが離れているか）は−3.0と呼称検査の成績は極めて悪いものであった。一方で，失語症語彙検査の項目4-2聴覚的理解検査200語の成績は正答が182語であった。失語症患者の標準的な成績は164.1±34.3／200語であり，本症例のZスコアは+0.5と聴覚的理解の成績は失語症の割には良好であった。すなわち，症例1の特徴は単語の理解が良好である一方で，喚語困難が極めて目立つ状態にみることができる。これは，logopenic型進行性失語の診断基準にある単語理解の保存と喚語困難を示しているものと考えられる。

　呼称と聴覚的理解のカテゴリー別の成績では非生物カテゴリーに成績の低下が目立った。症例1の聴覚的理解の成績は生物カテゴリーの植物，動物，野菜果物はそれぞれ20/20，合計60/60と全問正答で正答率100％であったが，非生物カテゴリーは道具18/20，乗り物14/20，建造物13/20，屋内部位12/20と，合計57/80と71.3％の正答率であった。同様に呼称も生物カテゴリーの正答が7/60（11.7％）であったのに対して，非生物カテゴリーは2/80（2.5％）であった。このような非生物カテゴリーでの呼称成績の極端な低下はlogopenic型進行性失語で時に認められる[7]。非生物カテゴリーに特異的な障害は，意味性認知症やヘルペス脳炎の後遺症などで認められる生物カテゴリーに特異的な障害とは全く反対の結果であり，前者は側頭-頭頂葉，後者は側頭極や側頭葉の底面の萎縮／機能低

下による障害を反映していると考えられる[8, 9]。

症例1は発症約2年後の58歳頃から失語以外の症状が出現した。まず，携帯電話，テレビのリモコン，コーヒーメーカーなどの電化製品の使用方法や車の運転の操作方法がわからなくなった。発症3年後の59歳時からは電化製品以外の日常物品（爪切り，スーツケースの開け方など）の使用も困難となった。発症4年後の60歳時には単語の理解がしばしば困難となり，発話は極端に乏しくなっていった。また，道具の誤った使い方が目立ち始め，水を沸かす際にやかんではなくフライパンを使ったり，車を開ける際に冷暖房用のリモコンで開けようとしたりする意味的な誤使用，すなわち概念失行が出現した。同時期にはエピソード記憶の障害も出現した。発症7年後の63歳時には施設に入所することになったが，その時点では面会に来た夫も認知することができなくなった。さらに，おむつなどの異食が出現した。発症9年後の65歳時からは把握反射や吸引反射などの原始反射が出現し，同年に誤嚥性肺炎で亡くなった。

症例1の言語面では，文や句の復唱障害と喚語困難が目立ち，音韻に関する問題は音韻性錯語よりも目標語に関連する1音節以上の音の断片が目立った。音韻の短期記憶障害と音韻の想起障害がその機序であると考えられる。喚語困難の原因には語彙そのものが想起できていない場合と，語彙の形はある程度想起できても語に対する音を正しく想起できない音韻の想起障害が主体である場合があるが，症例1の喚語困難には語彙の想起の困難さに加えて，音韻の想起障害の要素があるかもしれない。

症例1のように音韻性錯語をほとんど認めずに語聾を伴わない状況で，復唱の障害だけが顕著に認められることは脳血管障害ではほとんどみられない。この特異性がlogopenic型進行性失語の機序を音韻短期記憶の障害に求

める所以である[1, 2, 10]。

❷【症例2】音韻性錯語と目標語に関連する1音節以上の音の断片が目立つ例[4, 5]

　53歳発症の右利きの男性。工員として工場に勤めていたが，喚語困難が徐々に進行したために仕事を解雇された。発症2年後55歳時に初診となった。パーキンソン症状を含めて神経所見に明らかな異常はなく，諸検査にての鑑別を行うも明らかな疾患はみつからず，変性疾患と考えられた。脳形態/機能画像ではMRIにてシルビウス裂の開大が，123 I-IMP SPECTの3D-SSP解析では両側の側頭葉後方と頭頂葉に相対的血流量の低下が認められた（図2）。言語面は，発話は流暢で文レベルであったが，喚語困難と音韻性錯語や目標語に関連する1音節以上の音の断片がしばしば出現した。明らかな語聾は認めなかったが，復唱は単語のレベルで精一杯であり，短文の復唱は困難であった。しかし，単語の復唱であっても太ももを「ひともも」，ふくらはぎを「ふくろはぎ」，たつのおとしごを「たつのとししご」などと音韻性錯語を時に認めた。自由会話場面でもひらがなを「ひらがた」などと言い，数字の音読でも7を「なち」などと時々読んでいた。呼称場面では目標語に関連する1

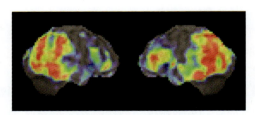

【図2】症例2の123 I-IMP SPECTの3D-SSP解析
左側頭葉後方から頭頂葉と右半球の相同部位に相対的な血流量の低下を認めた。

音節以上の音の断片がしばしば観察され，友達を「とち」，戦車を「せん」などという反応が認められた。聴覚経路による理解面は文レベルになるとしばしば困難であった。エピソード記憶，見当識，判断力は保たれ，若干の病識を認め，この時点では独居を続けることが可能であった。

56歳時，発症3年後である程度進行した時点での失語症語彙検査の項目4-1呼称検査200語の成績は正答29語，無反応124語，意味性錯語31語，音韻性錯語7語，形式性錯語4語，新造語3語，無関連錯語2語であった。具体的には，オレンジ色を「黄色」などという語性錯語，ロープフェイを「ループウェイ」，目尻を「やじり」，床の間を「つかのま」，コンセントを「せんこつき」などという音韻性錯語（目標語に対して50％の音素が合っていれば音韻性錯語，それより下回れば新造語と分類）や，つり橋を「つ」のみ言う目標語に関連する1音節以上の音の断片，線路を「せんしゃ」，消しゴムを「けむし」などと言う形式性錯語（音韻が類似する実在語への誤り），牛を「モーヘイ」などという新造語が認められた。症例2のZスコアは−3.3と呼称検査の正答の成績は極めて悪い成績であった。一方で，失語症語彙検査の項目4-2聴覚的理解検査200語の反応は正答が112語であり，Zスコアは−1.5と呼称の成績と比較すると良好であった。

56歳時からはエピソード記憶障害や意欲障害が出現し，徐々に道に迷うようにもなり，生活支援が必要となった。同時期には電化製品の使用が困難となった。失語は悪化し，単語の理解もしばしば困難となり，発話は自分の名前や「すみません」を言ったり，返事に「はい」などと答えたりする程度と，極めて乏しくなった。発症5年後の58歳時には日常物品の使用は困難となり，くしで歯を磨こうとしていたこともあった。同時期には親戚の姿を見ても認識で

きなくなった。発症6年後の59歳時には床に落ちている
ごみを食べるようになった。

　症例2は強い復唱の障害と，呼称，音読，復唱といった
さまざまなモダリティにおいて音韻性錯語が目立ち，目標
語に関連する1音節以上の音の断片も認められた例であ
る。症例1と同じように単語の理解に比べて喚語困難が目
立った。これらの症状は語彙と音韻の想起障害が背景にあ
り，おそらく音韻の短期記憶障害の要素も加わり生じてい
ると思われる。

❸【症例3】初期から語聾が進行すると，語間代が出現した例[4,5)]

> **⊕ KeyWord**
> **＊語間代 logoclonia**
> 「しんぶんぶんぶん」
> 「りんごごごごご」
> などと語の途中や最後
> の音節を繰り返す発
> 話である。一方で，吃
> stutteringでは語頭音
> の繰り返しが多く，努
> 力様の発話である。同
> 語反復palilaliaは同じ
> 語の全体を繰り返す場
> 合をさす。

　51歳発症の右利きの男性。徐々に人の話が理解できな
くなり，仕事を続けることができなくなった。最初は難聴
を疑われ耳鼻科を受診したが，耳鼻科では正常と診断され
た。52歳時に認知症の専門クリニックを受診，諸検査で
treatable dementiaはみられず，パーキンソン症状を含め
て神経所見には明らかな異常を認めなかった。言語面では
しばしば「えっ？」と聞き返すことが多いなど明らかな語
聾を認め，聴覚経路による言語理解はしばしば困難であっ
た。一方で読解は単語レベルでは正常であった。発話は流
暢で文レベルであったが，喚語困難と頻回の音韻性錯語が
認められた。復唱は単語レベルであったが，自動車を「じ
でーだ」と言うなどしばしば音韻性錯語を認めた。呼称で
は，目玉焼きを「めやまき」，にわとりを「にわり，にわの」，
わにを「にわに」などという音韻性錯語を認めた。音韻性
錯語は復唱，呼称，音読といずれのモダリティにおいても
認められた。一方で状況の判断力は保たれ，ある程度の病
識も認めた。頭部MRIでは両側シルビウス裂の開大を，
99m-Tc ECD SPECTでは両側の側頭葉後方から頭頂葉の

3 Logopenic型進行性失語

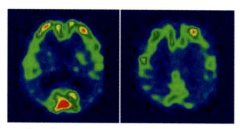

【図3】症例3の99m-Tc ECD SPECT
左側頭葉後方から左頭頂葉と右半球の相同部位に血流量の低下を認める。

血流量の低下がみられた（図3）。

　失語は徐々に悪化し，発症4年後の55歳時には発話では時に新造語を認め，さらにフォークを「フォーカクク」，牛乳を「ぎゅうじゅうに」，たけのこを「たけのここのこ」と言うなど音韻の付加を特徴とする音韻性錯語，さらには喚語困難も顕著になった。同時期には電化製品はほぼ使えなくなった。発症7年後の58歳時には明らかなエピソード記憶の障害を認めた。発話は「そんなな，なななななな，しろろろろろろろ」，「もうたたたたただろ，そうだろこらこら」，帰宅する場面で帰ると言いたいところで「かかかかかかか」などと語間代が中心となり，本人の会話を周囲の人が理解することは不可能となった。同時期には単語の理解もほぼ不可能となった。発症8年後の59歳時には箸，スプーン，ひげそり，歯ブラシなどの日常物品を使えなくなったり，歯ブラシとシェービングクリームを混同したりしていた。発症9年後の60歳時になると家族を認識できなくなった。さまざまな物を見ると口に入れて飲み込もうとするようになり，猫のえさを食べるようになった。

　症例3は初期から語聾を認め，その後音韻性錯語が顕著となり，重度の喚語困難と音韻の付加が目立つ状態から最後には語間代に至った。長期経過の中で語間代に至る

logopenic型進行性失語例はわれわれのグループ[11]，吉野が報告しているように[12]，しばしば観察される。語聾では聞いた語音を弁別し，脳内の語音のテンプレートと照合する音韻照合の障害が想定される。音韻照合は，語音の入力時の音韻機能の障害を反映している。語間代は保続と捉えてもよいが，症例3のように語彙および音韻の想起や選択が困難なために喚語困難と音韻性錯語が顕著であった段階から，次第に語間代に発展した経過を考えると，語間代に至る背景には語彙や音を正しく想起できる選択肢が少なくなったことで，結果的に同じ語音を繰り返す保続に発展したと考えられるかもしれない。

Ⅲ. Logopenic型進行性失語の音韻機能障害の萎縮部位との関連

　これらの症例をまとめると，logopenic型進行性失語は語彙の想起の障害に加えて，音韻の障害が特徴的な進行性失語といえる。すなわち，出力面では音韻の想起，入力面では音韻の照合，これらの問題が少なく復唱が障害されていれば音韻短期記憶の障害が想定される。これらの音韻機能の障害が文や句の復唱障害，音韻性錯語や目標語に関連する1音節以上の音の断片の出現，また一部の喚語困難につながっていると考えられる。すなわち，音韻機能の障害を中心としてlogo（語）がpenic（乏しい）状態になっていると考えられる。

　萎縮/血流低下は変性疾患であるので限局はしていないものの，その中心は左シルビウス裂後方の周囲，すなわちヘッシェル回を含むウェルニッケ野や縁上回である。ウェルニッケ野や縁上回は音韻の入力面，把持面ならびに出力面の機能を担うとされている[13~18]。入力面においては，

【表2】Logopenic型進行性失語にて想定される主な言語機能の障害

1. 理解面　入力される語音の弁別と脳内の語音のテンプレートとの音韻照合の障害
2. 把持　　音韻短期記憶の障害
3. 発話面　語彙の想起の障害，音の選択や想起の障害
　　これらの障害の多くは，左シルビウス裂後方周囲の萎縮による機能の低下を反映する。

語音の弁別と脳内のテンプレートとの照合がその中核であり，語彙自体の理解ではないことが指摘されている[13, 17]，脳の障害部位とlogopenic型進行性失語におけるさまざまな音韻障害とは矛盾しない結果となっている。脳血管障害では伝導失語やウェルニッケ失語に対応するが，脳血管障害の失語とは異なり音韻性錯語や新造語ジャルゴンは少なく[19]，その一方で復唱の障害や語間代が目立つ。変性疾患での新造語ジャルゴンの少なさは，松田が指摘するようにそもそも表象できる概念や語彙表象が少なくなっている[19]ためであると思われる。さらに，語間代においては，喚語の際に想起できる語彙の減少のみならず，音韻のバリエーションも少なくなっているかもしれない。また，音韻の短期記憶障害が純粋に認められるケースもlogopenic型進行性失語の特徴である[10]。まとめると音韻のイメージがそもそも浮かびづらく，たとえ浮かんでもすぐに消えてしまうといった具合である。

　なお，logopenic型進行性失語であってもシルビウス裂後方の周囲から側頭葉の下方や前方に萎縮が進めば単語の理解が悪くなる。さらに，ウェルニッケ野や縁上回を外してその周りの萎縮を認める進行性失語の場合はlogopenic型にはならずに復唱が保たれる超皮質性感覚失語となる[10, 20~22]が，意味型進行性失語の語義失語に認められるような「これって何？」と聞き返したり，特定の語彙を多用したり，同じ話を繰り返したり，常同行為やこだわりを呈することはほとんどない[10]。より後方に変性の首

座がある場合はposterior cortical atrophyとの移行性を認める[20, 23〜26]。

Ⅳ. Logopenic型進行性失語の予後と病理背景

呈示した3症例は50代に発症し，初期症状はlogopenic型進行性失語であり，発症後2年程度は家庭内の生活はほぼ自立していた。しかし，次第に電化製品を中心とした物品の使用が困難となり，失行（観念運動失行，概念失行）を呈するようになった。最終的には，臨床的に明らかな意味記憶障害（家族や親戚を認識できないことや異食）に至った。同様に意味記憶障害を呈するようになる意味型進行性失語との違いは，logopenic型進行性失語では意味記憶障害の出現前に失行を呈する点と社会的行動障害が目立たない点であった。Logopenic型進行性失語では，その他，エピソード記憶障害，注意，行為，視空間機能など広い領域にわたる認知機能の低下を示すことが明らかになっている[27〜30]。また，本3例のようにlogopenic型進行性失語の認知症への進行は他の進行性失語と比較しても早いことが知られている[30〜33]。

Logopenic型進行性失語の背景病理はアルツハイマー病であること多く，報告によって違いはあるもののアルツハイマー病である確率は3分の2から100％と報告されている[29, 34〜36]。Logopenic型進行性失語にてアルツハイマー病が原因である症例はより重度の認知機能の障害を認めるとする報告[34]や，アルツハイマー病であると音韻機能もより重度になるという研究がある[34, 37]。

ところで，この病態はlogopenic型進行性失語という概念が提唱される前から繰り返し報告されてきた[38〜44]。また，若年性アルツハイマー病は記憶障害よりもむしろ失

語，失行，失認などの皮質症状を呈することをしばしば認めるといわれてきた[45, 46]。これらの過去の研究から，logopenic型進行性失語のある程度の割合は若年発症でエピソード記憶障害ではなく失語を呈するアルツハイマー病と位置付けることができる。

文　献

1) Gorno-Tempini ML, Hillis AE, Weintraub S, et al. : Classification of primary progressive aphasia and its variants. Neurology, 76 : 1006-1014, 2011.

2) Gorno-Tempini ML, Brambati SM, Ginex V, et al. : The logopenic/phonological variant of primary progressive aphasia. Neurology, 71 : 1227-1234, 2008.

3) 小嶋知幸 : 聴覚的言語理解の情報処理過程と障害メカニズム : 語音の処理から談話分析まで. 高次脳機能研究, 31 : 181-190, 2011.

4) Funayama M, Nakagawa Y, Yamaya Y, et al. : Progression of logopenic variant primary progressive aphasia to apraxia and semantic memory deficits. BMC Neurology, 13 : 158, 2013.

5) 船山道隆, 中川良尚 : Logopenic variant primary progressive aphasiaの予後. 臨床神経心理, 25 : 31-35, 2014.

6) 藤田郁代, 物井寿子, 奥平奈保子, ほか :「失語症語彙検査」の開発. 音声言語医学, 42 : 179-202, 2000.

7) Leyton CE, Hodges JR, McLean CA, et al. : Is the logopenic-variant of primary progressive aphasia a unitary disorder? Cortex, 67 : 122-133, 2015.

8) 船山道隆, 小嶋知幸, 山谷洋子, ほか : 一部のカテゴリーを除き意味記憶が保たれていた語義失語の1症例. 高次脳機能研究, 28 : 329-341, 2008.

9) 船山道隆 : カテゴリー特異性障害 : Warringtonの症例. 神経内科, 86 : 110-116, 2017.

10) 松田　実 : アルツハイマー型認知症の言語症状の多様性. 高次脳機能研究, 35 : 312-324, 2015.

11) Nagasawa Y, Funayama M, Kato M : Logoclonia might be a characteristic of logopenic variant primary progressive aphasia at

an advanced stage: potential mechanisms underlying logoclonia. J Alzheimers Dis, 70 : 513-522, 2019.

12) 吉野眞理子 : "Logopenic" 型原発性進行性失語. Brain and Nerve, 63 : 1057-1067, 2011.

13) Selnes OA, Knopman DS, Niccum N, et al. : The critical role of Wernicke's area in sentence repetition. Ann Neurol, 17 : 549-557, 1985.

14) Tanner DC : A redefining Wernicke's area : receptive language and discourse semantics. J Allied Heath, 36 : 63-66, 2007.

15) Robson H, Sage K, Lambon Ralph MA : Wernicke's aphasia reflects a combination of acoustic-phonological and semantic control deficits : a case-series comparison of Wernicke's aphasia, semantic dementia and semantic aphasia. Neuropsychologia, 50 : 266-275, 2012.

16) Robson H, Grube M, Lambon Ralph MA, et al. : Fundamental deficits of auditory perception in Wernicke's aphasia. Cortex, 49 : 1808-1822, 2013.

17) Yue Q, Dial H, Martin R : Non-perceptual regions in the left supramarginal gyrus support phonological short-term memory : evidence from lesion-symptom mapping and fMRI studies. Frontiers in Psychology, Conference Abstract : 54th Annual Academy of Aphasia Meeting, 2016.

18) Binder JR : Current controversies on Wernicke's area and its role in language. Curr Neurol Neurosci Rep, 17 : 58, 2017.

19) 松田　実 : ジャルゴンの病態機序. 錯語とジャルゴン（日本高次脳機能障害学会教育・研修委員会, 編). 新興医学出版社, 東京, pp.57-86, 2018.

20) Funayama M, Nakajima A : Progressive transcortical sensory aphasia and progressive ideational apraxia owing to temporoparietal cortical atrophy. BMC Neurol, 15 : 231, 2015.

21) Kawakatsu S, Kobayashi R, Hayashi H : Typical and atypical appearance of eary-onset Alzheimer's disease : A clinical, neuroimaging and neuropathological study. Neuropathology, 37 : 150-173, 2017.

22) 松田　実 : 進行性失語と認知症. 老年精神医学雑誌, 29（増刊 I）: 74-81, 2018.

23) Levine DN, Lee JM, Fisher CM : The visual variant of

Alzheimer's disease : A clinicopathologic case study. Neurology, 43 : 305-313, 1993.

24) Wicklund MR, Duffy JR, Strand EA, et al. : Aphasia with left occipitotemporal hypometabolism : a novel presentation of posterior cortical atrophy? J Clin Neurosci, 20 : 1237-1240, 2013.

25) Crutch SJ, Lehmann M, Warren JD, et al. : The language profile of posterior cortical atrophy. J Neurol Neurosurg Psychiatry, 84 : 460-466, 2013.

26) Magnin E, Sylvestre G, Lenoir F, et al. : Logopenic syndrome in posterior cortical atrophy. J Neurol, 260 : 528-533, 2013.

27) Henry ML, Gorno-Tempini ML : The logopenic variant of primary progressive aphasia. Current Opinion in Neurology, 23 : 633-637, 2010.

28) Etcheverry L, Seidel B, Grande M, et al. : The time course of neurolinguistic and neuropsychological symptoms in three cases of logopenic primary progressive aphasia. Neuropsychologia, 50 : 1708-1718, 2012.

29) Flanagan EC, Tu S, Ahmed S, et al. : Memory and orientation in the logopenic and nonfluent subtypes of primary progressive aphasia. J Alzheimers Dis, 40 : 33-36, 2014.

30) Leyton CE, Hsieh S, Mioshi E, et al. : Cognitive decline in logopenic aphasia : more than losing words. Neurology, 80 : 897-903, 2013.

31) Matias-Guiu JA, Cabrera-Martin MN, Moreno-Ramos T, et al. : Clinical course of primary progressive aphasia : clinical and FDG-PET patterns. J Neurol, 262 : 570-577, 2015.

32) Midorikawa A, Kumfor F, Leyton CE, et al. : Characterisation of "Positive" behaviours in primary progressive aphasias. Dementia and Geriatric Cognitive Disorders, 44 : 119-128, 2017.

33) Funayama M, Nakagawa Y, Nakajima A, et al. : Dementia trajectory for patients with logopenic variant primary progressive aphasia. Neurol Sci, doi: 10.1007/s10072-019-04013-z. [Epub ahead of print], 2019.

34) Teichmann M, Kas A, Boutet C, et al. : Deciphering logopenic primary progressive aphasia : a clinical, imaging and biomarker investigation. Brain, 136 : 3474-3488, 2013.

35) Giannini LAA, Irwin DJ, McMillan CT, et al. : Clinical marker for Alzheimer disease pathology in logopenic primary progressive aphasia. Neurology, 88 : 2276-2284, 2017.

36) Leyton CE, Villemagne VL, Savage S, et al. : Subtypes of progressive aphasia : application of the international consensus criteria and validation using β-amyloid imaging. Brain, 134 : 3030-3043, 2011.

37) Leyton CE, Ballard KJ, Piguet O, et al. : Phonologic errors as a clinical marker of the logopenic variant of PPA. Neurology, 82 : 1620-1627, 2014.

38) 高月容子, 博野信次, 山下　光, ほか : アルツハイマー病患者の言語障害 : WAB失語症検査日本語版による検討. 失語症研究, 18 : 315-322, 1998.

39) Mesulam MM : Primary progressive aphasia. Ann Neurol, 49 : 425-432, 2001.

40) Hillis AE, Selnes OA, Gordon B : Primary progressive conduction aphasia : a cognitive analysis of two cases. Brain Lang, 69 : 478-481, 1999.

41) Galton CJ, Patterson K, Xuereb JH, et al. : Atypical and typical presentations of Alzheimer's disease : a clinical, neuropsychological, neuroimaging and pathological study of 13 cases. Brain, 123 : 484-498, 2000.

42) Kertesz A, Davidson W, McCabe P, et al. : Primary progressive aphasia : diagnosis, varietires, evolution. J Int Neuropsychol Soc, 9 : 710-719, 2003.

43) Sonty SP, Mesulam MM, Thompson CK, et al. : Primary progressive aphasia : PPA and the language network. Ann Neurol, 53 : 35-49, 2003.

44) Mendez MF, Clark DG, Shapira JS, et al. : Speech and language in progressive nonfluent aphasia compared with early Alzheimer's disease. Neurology, 61 : 1108-1113, 2003.

45) Yesavage JA, Brooks III JO, Taylor J, et al. : Development of aphasia, apraxia, and agnosia and decline in Alzheimer's disease. Am J Psychiatry, 150 : 742-747, 1993.

46) 中村重信 : アルツハイマー病 : 初老期発症型と老年期発症型の相違. 精神科治療学, 25 : 1293-1298, 2010.

第Ⅱ章　進行性失語の臨床型

3類型以外の進行性失語

清山会医療福祉グループ顧問，いずみの杜診療所　松田　実

> **臨床に役立つ　ワンポイント・アドバイス**
> One-point Advice
>
> 　進行性失語の基準には該当するが，3つの類型のいずれにも属さない症候群が存在する。1つは進行性流暢性失語ともいうべき症候群で，多くは言語優位型アルツハイマー病であり，失語型としては失名詞失語（＋漢字の健忘失書）あるいは超皮質性感覚失語である。さらに意味性認知症のような語義理解障害を呈する意味性認知症型アルツハイマー病も存在する。2つ目は，進行性の語聾と進行性の発話運動障害（発語失行やプロソディ障害）を合併する症候群であり，その背景疾患は不明であるが経過中に前頭葉症状が出現してくることが多く，前頭側頭葉変性症圏内の疾患である可能性が高い。3つ目は進行性の発話減少を呈する症候群であり，その背景は前頭葉障害と考えられるが，進行性非流暢性失語のような発語失行や失文法症状は伴わない。進行性失語の診断基準は不完全であり，3類型に無理に分類しようとせず，言語症状を正確に捉えておくことが重要である。

はじめに

　一般に診断基準の整備は，多くの疾患や症候の中から標的疾患や標的症候群を切り出し，共通語として臨床的診断名を賦する根拠を与えてくれるという効果が期待される。当然，そうした病態に対する注目度が上がり，臨床的研究が進むことになる。進行性失語（primary progressive aphasia：PPA）の場合も診断基準が整備されたことによって，PPAに関する論文数が爆発的に増大し，この方面の

研究が進歩した意義は大きい。

　しかし，PPAの診断基準[1]の内容を検討すると，いくつかの問題点が残されているのが明らかである。1つはPPAの根本診断基準，さらに各類型の診断基準が曖昧なことである。エピソード記憶や視覚記憶，視空間認知など他の認知機能の重度の障害はPPAの除外基準になっているのだが，どの程度ならば許されるのかは明確ではない。3類型の診断基準については，進行性非流暢性失語（progressive nonfluent aphasia：PNFA）は他の2類型にはない発語失行（apraxia of speech：AOS）または失文法，意味性認知症（semantic dementia：SD）には他の2類型にはない語義理解障害があるので診断に迷うことは少ないが，logopenic型PPA（logopenic progressive aphasia：LPA）の診断基準はその骨子から曖昧といわざるを得ない。喚語困難と復唱障害がLPA診断基準の骨子であるが，喚語困難は失語ならば普遍的に存在する症状であり鑑別の基準にはならない。また復唱障害はPNFAにも存在し，SDでも復唱が完全とは限らない[2]ので，操作的な基準が提示されていないため判断に迷うことになり，場合によっては恣意的な判断が持ち込まれる危険がある。さらに，3類型ともに附帯条件として「以下の4つのうち3つ以上」などという曖昧な基準が用いられているため，3類型のうちの2つ以上にあてはまる症例が出てくることになる[3, 4]。PNFAやLPAに語義理解障害が合併する場合があり，Mesulamらはこれをmixed typeと呼ぶことを提唱している[5]が，それだけで混乱が解決するとは思えない。

　もう1つの最も重大な問題点はPPAの診断基準は満たすものの，PPAの3類型のいずれにもあてはまらない症例が数多く存在することである[6, 7]。PPAの複数類型にあてはまる場合は，症候的にも背景病理的にも混合型という

解釈が成り立つかもしれないが，3類型のいずれにも属さないタイプのPPAについては，その症候論も十分に議論されていない可能性があり，診断基準が整備されていないために臨床的にも注目されず見逃されている可能性がある。本章ではこうした症候群について解説する。

なお，本稿では非流暢/失文法型PPAはPNFA，意味型PPAはSD，logopenic型PPAはLPAという名称を用いることをお断りしておく※注1。

> ※**注1**：PPAという病態の境界が明瞭でないのに，〜variant PPAとすること自体に筆者は抵抗がある。そして，たとえばSDでは初期から行動異常を呈する例が多く，厳密な意味ではPPAの定義をはずれる例も多い。こうした症例をSDでなくsemantic variant of PPAと言い換えることに何の意味があるのだろうか。

I．進行性流暢性失語群

❶ 非定型アルツハイマー病について（表1）

米国国立老化研究所とAlzheimer協会による2011年の米国National Institute on Aging-Alzheimer's Association workgroup（NIA-AA）の診断基準によると，アルツハイマー病（Alzheimer's disease：AD）の臨床型は，記憶障害主体の通常型に対して，非健忘型の非定型ADとして言語

【表1】非定型ADの分類

NIA-AAによるAD dementiaの診断基準（2011）
臨床症状
a. amnestic presentation（健忘型：typical）
b. nonamnestic presentation（非健忘型：atypical） ・language presentation（言語型：喚語困難が主症状） ・visuospatial presentation（視空間型：同時失認，物体失認など） ・executive dysfunction（前頭葉型：推論, 判断, 問題解決能力の障害）

IWG-2診断基準（2014）
clinical phenotypes
typical ・amnestic syndrome of the hippocampal type
atypical ・posterior cortical atrophy ・logopenic variant ・frontal variant

※注2：非定型ADの視空間認知障害型はいわゆる後部皮質萎縮症posterior cortical atrophy（PCAと略されることが多い）でありvisual variant of ADと呼ばれることもある。遂行機能障害型の非定型ADはいわゆる前頭葉型AD（frontal variant of AD）である。前頭葉型ADは行動障害/遂行機能障害型AD（behavioral/dysexecutive variant of AD）ともいわれる。

※注3：LPAの診断基準が曖昧なことも手伝って，LPAと診断された症例がすべてAD病理を有するわけではないという報告も多い（文献14,15）など）。LPAは多様な背景病理を持ちうるということである。非定型ADの言語型がすべてLPAではないことと総合すると，非定型ADの言語型とLPAは決して1対1に対応しているわけではないということになり，この事実を無視した議論が多い。

障害型，視空間認知障害型，遂行機能障害型が挙げられていた[8] ※注2。2014年に国際ワーキンググループ（IWG）とNIA-AAにより提案されたIWG-2診断基準はバイオマーカー所見の採用が特徴であるが，ADの臨床型の項目では2011年のNIA-AA診断基準を基本的には踏襲しているものの，非定型ADの言語型がlogopenic variant of ADすなわちLPAに置き換わってしまっている（**表1**下線部）[9]。この基準に従えば，非定型ADのうち言語障害型はすべてLPAであるということになってしまう。この間にPPAの診断基準が整理され[1] LPAが注目されだし，その背景病理がADであるという見解が大きくなったことの影響が大きいと考えられる。

　言語症状優位のADはLPAであるという認識に対しては，相対する意見がある[10~13]。LPAの多くが言語症状優位のADであることに疑義はない※注3が，その逆は必ずしも真ではないというのが筆者の見解である。すなわち，言語症状が目立つADのすべてが，LPAであるというわけではない。言語障害優位型ADには，LPA以外に，失名詞失語型，超皮質性感覚失語型，SDでみられる語義失語様の言語症状を呈する「左側頭葉型AD」あるいは「SD型AD」が存在する。これらはすべて流暢性失語に属するので，進行性流暢性失語群とまとめた。それぞれについて簡単に説明する。

② 失名詞失語型および超皮質性感覚失語型[16]

1）通常のADの言語症状

　はじめに通常のADの言語症状を押さえておく必要がある。通常のADでは初期には傍シルビウス言語領域の障害は比較的軽く，より後方の連合野の障害が強いので，こうした病理的分布に対応して，言語の音韻的側面や統辞的側

面は比較的保たれ，復唱は障害されず，語彙論的意味論的な障害が主体となる。具体的には喚語困難（呼称障害）から始まり，進行すると理解に障害が及ぶが，その場合も復唱はある程度保存される。したがって，失語型としては失名詞失語（健忘失語）から超皮質性感覚失語に移行していくのが一般的である。左側頭葉後方下部の変性に対応して漢字の健忘失書も合併しやすい。

2) 失名詞失語（＋漢字の健忘失書）型PPAを呈するAD

　通常のAD病理の脳内分布のパターンから大きくは逸脱しないが，右に比べて左半球の障害が強い場合にこのタイプの症候群となる。人の名前や物の名前が思うように出てこないという症状が徐々に強くなり，漢字を思い出せないことも増えてくるという通常のADの言語症状を呈する。しかし，言語以外の能力に目立った低下は認められず，日常生活に困るようなもの忘れはない。このタイプの言語障害型ADは，頻度的には決して稀ではないと思われる。なお，LPAはこのタイプのADよりも変性の主体がやや前方に移動して傍シルビウス言語領域の後方部を含むようになった際にみられる病型である。

3) 超皮質性感覚失語型PPAを呈するAD

　後方領域の機能低下が進行し言語理解も障害されてくると，超皮質性感覚失語となる。したがって，超皮質性感覚失語型のADは失名詞失語型PPAから移行してくる場合が多い。理解障害とはいうもののSDのような重度の語義理解障害を呈することは少なく，主体は文の理解障害である。文の理解障害の内容については論理的，空間的関係の理解障害や文法的理解の障害などの純粋に言語的問題もあるが，それだけではなく注意の障害を背景に談話や状況の

> **→KeyWord**
> **＊失名詞失語**
> 喚語困難だけを主症状とし他の言語症状を伴わない失語型とされる。健忘失語や失名辞失語も同様の意味で用いられる。「二方向性の失名詞」という言葉は，喚語困難と語義理解障害がともに認められる場合に用いられる。失名詞は意味から語へのアクセスが一方向性に障害される状態だが，「二方向性の失名詞」は語と意味とが両方向性に離断されているという意味であり，語義失語で典型的に認められる。

理解が低下しているための障害もありえる。

いずれにせよ，2）の失名詞失語型，3）の超皮質性感覚失語型のPPAは左半球の変性が右半球の変性に比較して格段に強い左半球優位型ADで他の認知障害に比して言語障害が目立つタイプであるが，言語障害の内容だけをみれば通常のADの言語障害と同じである。左半球優位型の中でも若年発症が多い新皮質変性優位型のADで，海馬辺縁系の障害が軽度なためにエピソード記憶障害が強くない場合，さらに頭頂葉の障害が比較的軽度なために視空間認知の障害や行為障害が強くない場合という条件が整えば，PPAといってもよい病像となると考えられる。

ただし，注意が必要なのは，2）の失名詞失語型のPPAに関しては，非定型AD以外の病理を持つ症例も存在する可能性が高いことである。たとえば，SDの初期には語義理解障害が強くなく，失名詞失語型のPPAともいえる病像を呈する場合がある[17, 18]。典型的なSDの病像になるまでに長い時期を要する例が存在し，喚語困難はあるが語義理解障害は目立たず進行性失名詞失語といってもよい病像になると考えられる。典型的なSDではTDP43のtype Cを背景病理とする場合が多いが，失名詞失語の時期が長い（すなわち進行が緩徐な）SDでは背景病理が異なっている可能性も考えられる（たとえばTDP43のtype Aやtype B）。

③ 左側頭葉型AD：SD型AD（語義失語を呈するAD）[16]

言語障害優位型ADには，健忘失語型，超皮質性感覚失語型，LPA以外に，SDでみられる語義失語様の言語症状を呈する「SD型のAD」も存在する。文献的にも臨床的にはSDと診断されながら病理的にはADであった例が相当数存在する[19～21]。臨床症状だけではAD病理を予想することは困難であったとしている報告が多いが，中にはSD

としては非典型的で生前からADと診断すべきであったろうという例も含まれている[21]。

「SD型のAD」と考えられた自験例[16]では，語義失語様の重度の喚語困難と語義理解障害を呈するものの，典型的なSDとは以下のような相違があった。A）一般症状：①多少なりともエピソード記憶の障害を伴うことが多く，取り繕いもしばしばみられる。②頭頂葉機能は症例により異なるが，SDほど良好ではなく，SDでは保たれることの多い数字にも弱くなっている。③SDでは経過中に常同的または強迫的な行動を示す場合が多いが，顕著な行動異常はみられず，むしろ穏やかな場合が多い。B）言語症状：①SDでは初期に言語障害に対する病識が強い場合が多いが，病識は低下している場合が多い。②SDで特徴的にみられる「〜って何」という反応は多くはない。③SDの経過中にしばしば認められる特定の語彙の常同的な使用は少なく，むしろ代名詞を多用する。文献例でSDと診断されながら病理的にはADであった症例は，こうした典型的SDと異なる症候を見逃しているのだと思われる。

Ⅱ. 進行性の語聾と発話運動障害を呈する症候群

① 自験例提示[22]

すでに報告した例だが，簡潔に症状経過をまとめ，報告以後の経過も追加する。初診時70歳女性，右利き，独居。「言葉が聞き取りにくい，呂律が回らない」という主訴で受診した。初診の2年前より言葉の聞こえにくさを感じ，1年前に補聴器を購入したが全く効果がなかった。同じ頃から喋りにくさも感じるようになり，友人からは「外国人のような話し方になった」と指摘されるようになった。神経学的には明らかな異常はなく，神経心理学的にも言語症

状以外は保たれ，知的機能も非常に良好であった（PIQ=121/VIQ=120，レーブン色彩マトリシス（RCPM）34/36）。言語症状としては，喚語困難や理解障害はなく書字も良好で内言語の障害はほとんどないと考えられた。しかし，発話には軽度の音の歪みや抑揚の異常，時に助詞の省略が認められ外国人のような話し方であり，病棟の同室者からはアジア系外国人と間違えられていた。難聴はないが語音認知障害が強く語聾が明らかで，会話ではしばしば聞き直しが認められた。純音聴力や聴性脳幹反応（auditory brain-stem response：ABR）は正常だが，click fusion testやclick counting testで低下が認められた。形態画像や脳血流SPECTでは傍シルビウス裂領域から前頭

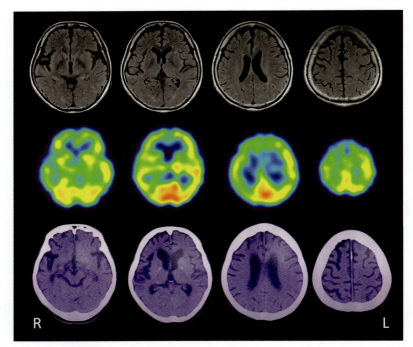

【図1】初診時の頭部MRI（上段）と脳血流SPECT（中段），4年後の頭部CT（下段）

葉の右優位の異常が認められ，右の視床や大脳基底核にも障害が認められた。4年後の頭部CTでは右優位の前頭葉萎縮やシルビウス裂開大が進行していた（図1）。

　語聾と発話障害は徐々にではあるが着実に進行した。語聾の悪化のため1年後にはコミュニケーションに筆談が必要となった。発話も不明瞭な音が増加し，語間代様の繰り返しも多くなった。語聾と発話障害が悪化しても，一人で買い物や料理を含めて日常生活能力は保たれ，75歳で老人ホームに入所するまで独居生活が可能であった。ただ，74歳頃から呼ばれていないのに勝手に診察室に入ってきたり，診察中に立ち上がったりあくびをしたり，無関係なことを始めるなどの行動異常が認められ，脱抑制的になっていると考えられた。

　まとめると，語聾と発話障害で始まり徐々に悪化したが，知的能力は後期まで保たれていた。しかし，病気が進行すると脱抑制的な前頭葉症状が出現してきたという経過であった。

【表2】緩徐進行性に中枢性聴覚障害と発話運動障害を呈した報告例

	発表年	発話障害の内容	行動異常の有無*
櫻井ほか[23]	1991	助詞の誤用→再帰性発話	あり
Otsuki et al [24]	1998	プロソディ障害	―
李ほか[25]	2001	助詞の誤り，語間代	あり
蔵元ほか[26]	2002	未分化ジャルゴン，語間代	―
Kaga et al [27]	2004	AOS	―
山本ほか[28]	2004	foreign accent syndrome	―
Iizuka et al [29]	2007	AOS	あり
Gibbons et al [30]	2012	AOS	あり
太田ほか[22]	2016	foreign accent syndrome	あり
佐藤ほか[31]	2018	AOS	あり
Utianski et al [32]	2019	AOS	あり

＊―は行動異常がないか，あるいは記載のないものである。横断的研究が多いため，報告後の経過で出現している可能性がある。太田例（本例）は発表時には行動異常はなかったが，その後の経過で前頭葉性の行動異常が明らかとなった。

② 文献的検討と新しい症候群の提唱

文献的には緩徐進行性に語聾や聴覚失認などの中枢性聴覚障害を呈する報告例が相当数あり，さらにそのほとんどが進行性の発話障害を合併している[22〜32]（**表2**）。発話障害の性質としては内言語障害によるものではなく，AOSやプロソディ障害，foreign accent syndrome，語間代などの記載が多い。さらに，これらの例のかなり多くが経過中に脱抑制や常同行動などの前頭葉性行動異常を呈している。したがって，①で示した自験例とほぼ同様の経過を呈している例が多いと考えられ，まとまった症候群を呈している可能性が高く，その病理はFTLD圏内のものであることが想定される。こうした例を「進行性の語聾と発話運動障害を呈する症候群」としてPPAの一型に加えておくことを提案したい[※注4, 注5]。

病理まで明らかにされた例は少なかったが，語聾や聴覚失認に加えて，AOSを中心とした発話障害と前頭葉症状を呈し，剖検でCBD病理が明らかにされた例が最近報告されている[32]。また，PNFAなどのtauopathyでは聴覚障害を呈しやすく，それが中枢性の要因である可能性も指摘されている[34]。さらに中枢性の聴覚異常と発話障害とが原因論的に関係している可能性についても論じられている[35]。

この症候群の特徴は，喚語困難や言語理解障害などの内言語障害をほとんど伴わず，むしろやや低次のレベルである語音認知や発話運動といった一次領野とその周辺の異常に原因を求めることができる症候を主体としていることであろう。より一次運動感覚野を障害することの多いCBDが剖検例として示されたことは示唆的であり，今後の症例蓄積が待たれるところである。

✦ KeyWord

* foreign accent syndrome

邦訳すれば「外国人様アクセント症候群」だが，英語のまま語られることが多い。母語を話しているにもかかわらず，外国人が話しているように聞こえる発話障害である。広い意味ではプロソディ障害の範疇で語られることが多い。しかし，その病態や責任病巣については一定の見解はない。

※**注4**：語聾については，本稿で取り上げたFTLD圏内の病態で認められる以外に，LPAに語聾を合併してくる場合があるなど，AD圏内の病態でも認められることも多い[16, 33]（第Ⅰ章3項参照）。

※**注5**：この症候群には少なくとも初期には内言語障害がほとんど存在しないのでPPAとは言い難い側面もあるが，それは原発性進行性発語失行（PPAOS）の場合も同じである。広い意味での進行性言語障害として認識しておけばよいと思われる。

Ⅲ. 進行性の発話減少を呈する症候群

❶ 進行性力動性失語

　病型としてはPNFAに最も近いが，PNFAのように
AOSや失文法を呈さず，発話意欲や発話量が徐々に減少
していく症候群である。喚語困難や言語理解障害などの言
語機能障害は，語列挙低下を除いてはほとんど認められな
いのが特徴である。欧米文献では進行性力動性失語（pro-
gressive dynamic aphasia）や進行性発話無力症（progressive
speech abulia）などとして報告されている[36~38]。

　PNFAは失文法などの言語障害よりもAOSが強いタイ
プ（その極端な例がPPAOSである）とAOSは目立たず失
文法が目立つタイプとがあり[39]，前者をAOS型PNFA，
後者を失文法型PNFAとすると，本症候群はPNFAの失
文法型に近い病態であろうと思われる。特に日本語の場合
の失文法は，膠着語のために典型的な電文体を呈すること
は少ない。したがって，PNFAの失文法型は文の簡素化や
文の構成障害が主体となるタイプが多くなるが，この場合
は発話意欲の低下や発話減少を伴っていることが多く，進
行性力動性失語の病像に近くなると考えられる。

❷ 行動障害型前頭側頭型認知症との関係

　行動障害型前頭側頭型認知症（behavioral variant fron-
totemporal dementia：bvFTD）は行動障害を主徴とする認
知症でありPPAとは臨床型が異なるが，言語症状がない
わけではない（第Ⅰ章2項参照）。特に左半球の変性が優位
な場合には，行動上の自発性低下を反映する形で発話意欲
の低下や発話減少といった言語症状が前景に立ち，脱抑制
症状や常同行動などの典型的な行動異常が目立たない場合
がある。このような例では，前項①で取り上げたような進

❯ KeyWord
＊力動性失語

力動性失語（dynamic
aphasia）の定義や臨
床像は，報告者によっ
て微妙に異なり，単に
発話意欲や発話減少を
呈する場合と，文構成
障害などの言語障害を
呈する場合がある。文
構成障害の機序にも諸
説があり，定まった見
解があるわけではな
い。進行性核上性麻痺
（PSP）で力動性失語
を呈することがよく取
り上げられるが，PSP
ではAOSを主徴とす
るPPAOSやPNFA
を呈することも多いの
で，「PSPの言語障害
＝力動性失語」と短絡
的に考えるのは誤りで
ある。

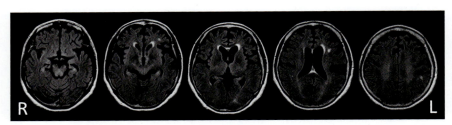

【図2】頭部MRI
左優位の前頭葉萎縮を認める。

行性力動性失語やPNFAの失文法優位型との異同が問題となる。厳密な鑑別は難しく，また必ずしも鑑別が必要なわけではないが，共感の欠如などが明らかで診断基準に合うようならばbvFTD，内言語の障害があればPNFA，発話減少のみが目立てば進行性力動性失語タイプのPPAということになろう。

【症例】

　初診時60歳代前半，女性，右利き。3年前から人との会話に参加しなくなり，喜怒哀楽の表現もなくなったという夫の観察で受診。診察では無表情で自分から話すことはないが，質問には答える。しかし，反響言語的な応答が多く，長い文での発話はない。

発話例：気分はどうですか？ →気分はね，悪くないよ。
　　　　ご飯はおいしいですか？ →ご飯はおいしいですね。
　　　　困ったことはありませんか？ →困ったこと，ありませんね。
　　　　毎日の気分はうっとうしくはないですか？ →うっとうしくはないですね。
　　　　楽しいですか？ →楽しいですね。

　抑揚の乏しい感情の伴わない発話であり，「楽しい」と言いながら決して楽しそうではない。日常生活での詳細を夫から聴取したが，ADLに支障はなく常同行動や脱抑制的

な行動は目立たないが，感情の起伏が乏しく料理も簡単になったとのことであった。MRIを図2に示すが左優位の前頭葉萎縮が認められた。MMSEは27（計算−2，遅延再生−1），Kohs立方体組み合わせテストIQ＝101，RCPMは31/36と明らかな知的低下は認めなかったが，FABは12点と低下がみられた。

本例は共感の欠如，自発性低下，神経心理学的検査の特徴からbvFTDの診断基準[40]を満たすと考えられたが，日常生活に破綻をきたすような行動障害が出ているわけではないので，発話減少を強調すれば進行性力動性失語，文の簡易さや文構成の低下を強調すれば失文法型のPNFAとの境界はさほど明瞭ではない。実際の臨床では典型例ばかりではなく，こうした境界例も多い。

おわりに

以上，PNFA，SD，LPAという3類型に属さないタイプの進行性の言語障害について概説した。最初に述べたように，診断基準の整備は，その方面の臨床的研究を推進する力があり，重要な作業である。実際の臨床でも症例の症状を解析するにあたって，診断基準が羅針盤の働きをすることも多い。しかし，診断基準に振り回され過ぎるのも問題である。PPAの場合，現在の診断基準には問題が多く，無理に類型に分けることを診断の目標とせず，患者が呈している言語症状を丁寧に整理し記録していく態度が重要であろう。

> **⟳KeyWord**
> **＊bvFTDの診断基準**
> 以前はNearyらの呈した診断基準が用いられていたが，近年はRascovskyらによるFTDC基準[40]が用いられている。臨床症状として1）脱抑制的行動，2）無関心，無気力，3）共感や感情移入の欠如，4）固執・常同性，5）食行動の変化，6）記憶や視空間認知は比較的保たれるのに対して遂行機能障害がみられる，という6項目のうち3項目以上を認めればpossible bvFTDと診断され，それに加えて有意な機能低下と脳前方部の障害を示す画像所見があればprobable bvFTDと診断できる。

文　献

1) Gorno-Tempini ML, Hillis AE, Weintraub S, et al. : Classification of primary progressive aphasia and its variants. Neurology, 76 : 1006-1014, 2011.

2) Beales A, Whitworth A, Cartwright J, et al. : Profiling sentence

repetition deficits in primary progressive aphasia and Alzheimer's disease : error patterns and association with digit span. Brain Lang, 194 : 1-11, 2019.

3) Sajjadi SA, Patterson K, Arnold RJ, et al. : Primary progressive aphasia : a tale of two syndromes and the rest. Neurology, 78 : 1670-1677, 2012.

4) Wicklund MR, Duffy JR, Strand EA, et al. : Quantitative application of the primary progressive aphasia consensus criteria. Neurology, 82 : 1119-1126, 2014.

5) Mesulam MM, Wieneke C, Thompson C, et al. : Quantitative classification of primary progressive aphasia at early and mild impairment stages. Brain, 135 : 1537-1553, 2012.

6) Vandenberghe R : Classification of the primary progressive aphasia : principles and review of progress since 2011. Alzheimers Res Ther, 8 : 16, 2016.

7) Marshall CR, Hardy CJD, Volkmer A, et al. : Primary progressive aphasia : a clinical approach. J Neurol, 265 : 1474-1490, 2017.

8) McKhann GM, Knopman DS, Chertkow H, et al. : The diagnosis of dementia due to Alzheimer's disease: recommendations from the National Institute on Aging-Alzheimer's Association workgroups on diagnostic guidelines for Alzheimer's disease. Alzheimers Dement, 7 : 263-269, 2011.

9) Dubois B, Feldman HH, Jacova C, et al. : Advancing research diagnostic criteria for Alzheimer's disease : the IWG-2 criteria. Lancet Neurol, 13 : 614-629, 2014.

10) Rohrer JD, Rossor MN, Warren JD : Alzheimer's pathology in primary progressive aphasia. Neurobiol Aging, 33 : 744-752, 2012.

11) Sajjadi SA, Patterson K, Nestor PJ : Logopenic, mixed, or Alzheimer-related aphasia? Neurology, 82 : 1127-1131, 2014.

12) Rogalski E, Sridhar J, Rader B, et al. : Aphasic variant of Alzheimer disease : clinical, anatomic, and genetic features. Neurology, 87 : 1337-1343, 2016.

13) Mesulam MM, Weintraub S, Rogalski EJ, et al. : Asymmetry and heterogeneity of Alzheimer's and frontotemporal pathology in primary progressive aphasia. Brain, 137 : 1176-1192, 2014.

14) Leyton CE, Hodges JR, McLean CA, et al. : Is the logopenic-variant of primary progressive aphasia a unitary disorder? Cortex, 67 : 122-133, 2015.

15) Whitwell JL, Duffy JR, Strand EA, et al. : Clinical and neuro-imaging biomarkers of amyloid-negative logopenic primary progressive aphasia. Brain Lang, 142 : 45-53, 2015.

16) 松田　実：アルツハイマー型認知症の言語症状の多様性. 高次脳機能研究, 35 : 312-324, 2015.

17) Graham K, Patterson K, Hodges J : Progressive pure anomia : insufficient activation of phonology by meaning. Neurocase, 1 : 25-38, 1995.

18) Ingles JL, Fisk JD, Passmore M, et al. : Progressive anomia without semantic or phonological impairment. Cortex, 43 : 558-564, 2007.

19) Davies RR, Hodges JR, Kril JJ, et al. : The pathological basis of semantic dementia. Brain, 128 : 1984-1995, 2005.

20) Alladi S, Xuereb J, Bak T, et al. : Focal cortical presentations of Alzheimer's disease. Brain, 130 : 2636-2645, 2007.

21) Chow TW, Varpetian A, Moss T, et al. : Alzheimer's disease neuropathologic changes in semantic dementia. Neurocase, 16 : 15-22, 2010.

22) 太田祥子, 松田　実, 馬場　徹, ほか：進行性の語聾とforeign accent syndromeを呈した1例. 神経心理学, 32 : 361-369, 2016.

23) 櫻井靖久, 武田克彦, 坂東充秋, ほか：緩徐に進行する流暢性失語の神経心理学的検討. 神経心理学, 7 : 170-177, 1991.

24) Otsuki M, Soma Y, Sato M, et al. : Slowly progressive pure word deafness. European Neurology, 39 : 135-140, 1998.

25) 李　英愛, 石合純夫, 綿引定清, ほか：緩徐進行性の大脳性難聴と語間代を呈した神経変性症の1例. 神経心理学, 17 : 54-61, 2001.

26) 蔵元聖子, 平野照之, 宇山英一郎, ほか：聴覚失認をともなった緩徐進行性失語の1例. 臨床神経, 42 : 299-303, 2002.

27) Kaga K, Nakamura M, Takayama Y, et al. : A case of cortical deafness and anarthria. Acta Otolaryngol, 124 : 202-205, 2004.

28) 山本敏之, 菊池　猛, 永江順子, ほか：ディスプロソディを主徴とし環境音失認をともなった右側頭葉血流低下の1例. 臨床神

経, 44 : 28-33, 2004.

29) Iizuka O, Suzuki K, Endo K, et al. : Pure word deafness and pure anarthria in a patient with frontotemporal dementia. Eur J Neurol, 14 : 473-475, 2007.

30) Gibbons C, Oken B, Fried-Oken M : Augmented input reveals word deafness in a man with frontotemporal dementia. Behav Neurol, 25 : 151-154, 2012.

31) 佐藤睦子, 新田幸世, 小林俊輔 : 進行性非流暢性失語に対する言語聴覚療法 : 発語失行, 純粋語聾, 失音楽で発症した1例. 高次脳機能研究, 38 : 204-210, 2018.

32) Utianski RL, Duffy JR, Clark HM, et al. : Prominent auditory deficits in primary progressive aphasia : a case study. Cortex, 117 : 396-406, 2019.

33) Kim SH, Suh MK, Seo SW, et al. : Pure word deafness in a patient with early-onset Alzheimer's disease : an unusual presentation. J Clin Neurol, 7 : 227-230, 2011.

34) Hardy CJD, Frost C, Sivasathiaseelan H, et al. : Findings of impaired hearing in patients with nonfluent/agrammatic variant primary progressive aphasia. JAMA Neurol, 76 : 607-611, 2019.

35) Grube M, Bruffaerts R, Schaeverbeke J, et al. : Core auditory processing deficits in primary progressive aphasia. Brain, 139 : 1817-1829, 2016.

36) Warren JD, Warren JE, Fox NC, et al. : Nothing to say, something to sing : primary progressive dynamic aphasia. Neurocase, 9 : 140-155, 2003.

37) Perez DL, Dickerson BC, McGinnis SM, et al. : You don't say : dynamic aphasia, another variant of primary progressive aphasia? J Alzheimers Dis, 34 : 139-144, 2013.

38) Milano NJ, Heilman KM : Primary progressive speech abulia. J Alzheimers Dis, 46 : 737-745, 2015.

39) 松田　実 : 発語失行（AOS）についての諸問題. 認知神経科学, 18 : 154-161, 2016.

40) Rascovsky K, Hodges JR, Knopman D, et al. : Sensitivity of revised diagnostic criteria for the behavioural variant of frontotemporal dementia. Brain, 134 : 2456-2477, 2011.

第Ⅲ章
評価とリハビリテーション
（言語聴覚士の立場から）

1. 評価とリハビリテーション

2. 心理的支援と社会的支援

第Ⅲ章

第Ⅲ章　評価とリハビリテーション（言語聴覚士の立場から）

評価とリハビリテーション

江戸川病院リハビリテーション科言語室　　中川　良尚

> **臨床に役立つ　ワンポイント・アドバイス**
> One-point Advice
>
> 　われわれ言語聴覚士が目指すべきところは，発症初期には症状を見落とさずに発見し，進行期には機能回復・維持に努め，末期には有効なコミュニケーションルートを模索すること，そしてすべての時期において症例本人と家族の心理面の支持を行うことなどである。「原発性進行性失語」であっても，「認知症」の範疇となるので，いわゆる通常の認知症の行動パターンや心理状況を知っておくことは必須である。また，進行性失語の診断基準は存在するものの，当然のことながら進行に伴い症状は刻々と変化していくため，脳血管性の失語症と同等あるいはそれ以上に多様性があることも考慮する。したがって，脳画像・機能画像との対比は重要であるが，非流暢性進行性失語，意味性進行性失語，logopenic型進行性失語の3分類にとらわれすぎないようにしたい。

Ⅰ. 評価とリハビリテーション

① 基本姿勢

　進行性「失語」ではあるが，評価を行う上では背景疾患であることが多いアルツハイマー型認知症や前頭側頭葉変性症など，各種認知症の行動パターンや心理状態を知っておくことが必須となる。

　原発性進行性失語（primary progressive aphasia：PPA）の診断基準は存在するものの，当然のことながら進行に伴い症状は刻々と変化していく。そして，「変性疾患では一

定の領域が一時に同等に障害されるのではなく，障害が強い部位にも機能は残存しており，障害されていないと思われる部位にも多くの変性が進んでいることが多い」[1] という報告の通り，その症状は必ずしも一様ではない。脳血管障害後の失語症と同等あるいはそれ以上に多様性があることを十分考慮しなければならない。

❷ PPA3分類について

評価にあたっては，脳画像・機能画像と症状の対比は極めて重要である。しかし，画像所見はあくまでも補助的な情報であり，言語聴覚士（speech therapist：ST）としては目の前の臨床症状に着目したい。そして非流暢性進行性失語（non-fluent variant primary progressive aphasia：nfvPPA），意味性進行性失語（semantic variant primary progressive aphasia：svPPA），logopenic型進行性失語（logopenic variant primary progressive aphasia：lvPPA）というPPAの3分類にとらわれすぎないように柔軟に考えることが求められる。「PPAは北米を中心とする欧米語に見られる分類であり，言語体系のことなる日本語母語話者においてどのような現れ方をするのか見極めることも重要」[2] とされており，日本語話者のPPA症例は，そもそも3分類にあてはめること自体に無理があるのかもしれない。特に，言語症状という点に限れば，svPPAとlvPPAについては，典型的な症例でない限りその境界が不明瞭であるといっても過言ではない。言語訓練にあたっては，用語ではなく症状ありきで考えることが重要である。

❸ 主訴

主訴あるいは家族からの訴えは，nfvPPA症例では構音障害が多いが，svPPAやlvPPA症例では，いわゆる「物

忘れ」，記憶がおかしくなったなどの訴えが多くみられる。失語症状で物の名前が言えなくなっていることを，「物忘れ」と解釈している場合も少なくない。

④ 評価

PPAに対して，Mini Mental State Examination（MMSE）や長谷川式認知症スケール（HDS-R）で評価を行うことは避けたいところである。その理由は，誤り項目について，その解釈が言語の問題なのか，知能・記憶の問題なのかを明らかにすることが難しいからである。その後の言語訓練展開のためには，信頼関係の構築が一番大切であることを踏まえて，まずは会話訓練の中で障害像のあたりを付けることが妥当である。その上で，喚語困難やまとまりのない発話，各種錯語の存在，過度の聞き返しや「〜って何ですか？」などのいわゆる失語症状，構音の歪みや引き伸ばしなどを見逃さないようにしたい。

言語症状精査には，標準的な検査バッテリーである標準失語症検査（Standard Language Test of Aphasia：SLTA）やWAB失語症検査（Western Aphasia Battery：WAB）などを用いるべきであろう。状況に応じて各種の掘り下げ検査が必要となる。また，非言語性の知能や記憶障害，失行，失認などは確認しておきたい。並行して，日常生活場面でみられる問題を家族から聴取するとともに，家族の介護負担感や認知症の理解度などを把握しておくことも重要である。

⑤ 症状分析

言語訓練を行うためには，まずその言語症状の分析が必須である。PPAの失語症状を認知神経心理学的な言語情報処理モデル[3]で考えてみたい（図1）。

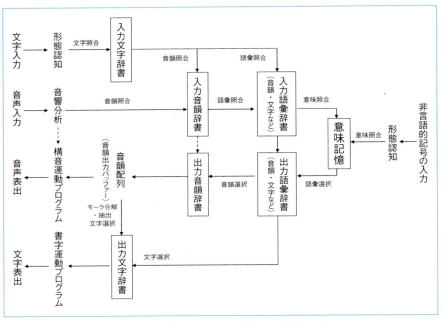

【図1】言語情報処理の認知神経心理学的モデル

(小嶋知幸：Ⅱ章 検査編 失語症検査は何をみているの？ なるほど！失語症の評価と治療—検査結果の解釈から訓練法の立案まで—. 金原出版, 東京, p.12, 2010より改変して転載)

このモデルにおいて，脳血管性の失語症であれば，基本的に記号と意味の間のdecodingとencodingという「処理」の訓練となり，記号や意味それ自体の修復作業とはならない。このため失語症例に対する訓練でSTができることは，矢印の部分を強化することが中心となる。一方，進行性失語においては，「処理」の訓練のみならず，進行の状況に応じて記号や意味そのものである「辞書（箱）」に対するアプローチも考える必要が出てくる。

STに求められることは，検査や課題で得られた反応を詳細に分析し，その混在する障害を「選り分ける」作業である。そして選り分けた障害過程に対して，その時点にお

いて維持あるいは回復が期待できる経路を考察し，どのような順序でアプローチするかという訓練方針を立てることが重要となる。

Ⅱ．リハビリテーション：言語訓練

　訓練方法は，基本的には脳血管性の失語症へのアプローチと変わらない。しかし，機能低下が次第に進行していくため，今日できた課題が次回もできるとは限らない。このため，常に課題内容を見直す必要があり，脳血管性の失語症とは逆の意味で，症例の変化にSTが置いて行かれることのないようにしなければならない。そして，症状進行については通常の失語症の回復※注1の逆パターンを必ずしもたどるわけではない。

　経過上回復を示す症例も存在するが，これが脳血管性失語症の回復と同様の意味にあたるのかは疑問の残るところである。脳血管性の失語症の場合，状況に応じて「機能再編成」が期待できるルートを考えることもあるが，PPAの場合は機能が低下していくことを前提に考えればあまり現実的ではないだろう。PPAの言語訓練では失われつつある機能に対して直接的にアプローチすることが重要であると考える。

　訓練効果に関して，lvPPAへの2週間の集中的訓練で語彙回収能力が改善した[6]，言語訓練あり群はなし群に比べ機能維持しており，言語訓練はPPAに有益である[7]，訓練していない語彙への般化も認められた[8]，アルツハイマー型認知症の失名詞に訓練効果があった[9]など，ある程度の機能「維持」を期待できる報告が散見される。一方，訓練終了と同時に訓練効果が急速に失われる[10]，機械的な丸暗記であり獲得された語が有効に機能していない[11]と

※注1　失語症回復の順序性：一時点のデータおよび複数の同一症例の改善過程における経時的データの解析から，失語症の回復には順序性があり，言語理解の上に，発話，書字の能力が位置する階層性構造が存在することがわかっている[4,5]。

→KeyWord
＊機能再編成
最も効率的に機能していた経路が障害されても，それまで抑制されていたり未開発であった経路が新たに開発されて機能するようになるもの。

いった訓練効果を期待できないとする報告もある。

❶ 言語訓練のポイント

STは可能な限りの機能回復をもちろん考えつつ、同時にある時期からは機能維持が目的となること、非常に難しくデリケートな部分であるが、これを受け入れていくことを症例本人と家族に丁寧に伝えていく必要がある。STの手腕が問われる最大のポイントとなろう。

❷ nfvPPA

注目ポイントは、アナルトリー（発語失行、失構音）と失文法である。構音の歪み、引き伸ばし、プロソディ障害などアナルトリーの「質」の検討は非常に重要である。自験例では、アナルトリーは、いわゆる歪みよりは引き伸ばしの症例を多く経験している。中心前回前方が音のわたりに関係する[12]、変性疾患では特殊な場合を除いては、第一次運動野である中心前回後部に強い変性をきたすことは少ない[13]とされており、中心前回前方の機能低下に由来すると考えられる引き伸ばしを有する症例が多いのは、nfvPPAの一つの特徴かもしれない。

一方、助詞の脱落や文法の粗略化を意味する（といわれる）失文法については注意が必要である。一般的には助詞の脱落による電文体＝失文法と解釈されることが多いが、これは助詞という音韻が脱落するという症状である。また、粗略化についてはeconomy of speech（発話の経済性）[14]である可能性が否定できない。

自験例では、症状進行に伴ってパーキンソン症状や失行症状、身体的問題が顕在化してくることが多く、この要因によって通院困難となる症例が多かった。一方、知的機能は比較的後期まで保たれている症例が多かった。SLTA上

> **➔ KeyWord**
> **＊ economy of speech（発話の経済性）**
> 発話（speech）に問題があると、患者の側に、発話が少なくても済むような配慮が起こること。たとえば、名詞と動詞だけを言って、助詞などを省略すること。

2年程度，言語機能の維持が可能であった自験例の経過を以下に示す。

【症例1】

発症時70代前半（X年），女性，教育歴12年，右手利き。

主訴：言葉が出にくい，音読しにくい。

初診時神経放射線学的所見：左中心前回，中心後回，上側頭回に萎縮を認めた。3D stereotactic surface projections（3D-SSP）解析でも同部位に血流低下を認めた。

初診時神経心理学的所見：音声表出可能でコミュニケーションは良好であるが，パーキンソニズムの疑いによる声の震えを認めた。また，基本的にはスムーズに発話表出が可能であったが，時折一音ずつの表出になることが認められた。初診時はアナルトリーの存在に加えて，軽度の音韻想起障害の存在が否定できない状態であった。4時点のSLTAプロフィールを示す（**図2**）。

行為面：アナルトリー，口部顔面失行。

知的機能面：Wechsler Adult Intelligence Scale-Ⅲ（WAIS-Ⅲ）VIQ134，PIQ105，FIQ123。

1）訓練

次の内容からはじめて，状況に応じて下方修正を繰り返した。

① 新聞記事の仮名変換（書字）
② ①のパソコン入力
③ ②の音読
④ 4コマまんがの作文（書字）
⑤ ④の音読

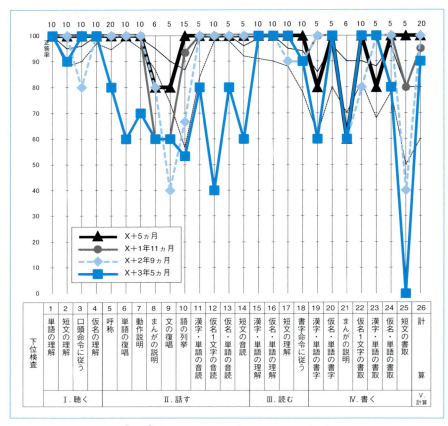

【図2】症例1，SLTAプロフィールの経過

2）経過と障害メカニズム考察

　徐々に拗音を中心に仮名振りに誤りが目立ちはじめ，後期には音読が難しくなった．SLTA上は2年程度維持されたが，これに比し生活上での発話困難は明らかに目立ってきた．徐々に内言語障害が認められ，X＋2年9ヵ月には，失語症状が顕在化した．言語情報処理モデルで考えると，意味記憶，出力語彙辞書，出力音韻辞書そのもの，すなわ

ち「箱」は保たれたまま，その間にある矢印の部分，そして構音運動プログラミングに機能低下を起こしたものと推察された。

③ svPPA

注目ポイントは，語性錯語や迂言の出現，および「〜って何？」と聞き返す単語の意味理解障害である。自験例では，初期には本人がリハビリテーションの必要性を理解できないことから受診自体が少なく，家族や周囲の協力が得られなければ通院できない状況であり，集中的な機能訓練を展開できた症例が少なかった。時には「我が道を行く」症状も相まって，予約時間外の突然の来院も認められた。

本邦においては一美ら[15]が，軽度の意味性認知症（semantic dementia：SD，svPPA）であれば，語彙の再獲得，保たれている語の保持，いずれにおいても訓練を継続している限り，一定の効果が得られること，患者が日常的に使用している物品を訓練語として用いることで訓練がより効果的になることを報告している。

以上のことから，svPPAについては，可能な限り早期の軽度な状態のときの介入開始が望ましいことが示唆される。

④ lvPPA

注目ポイントは，喚語困難，音韻性錯語，言語性短期記憶（verbal short-term memory：vSTM）[※注2]障害などである。vSTMの低下がlvPPAの中核的症状であると推測されている[16]。一方で，vSTMの低下のみによって喚語困難や音韻性錯語が出現することはない。言語訓練においては，見かけ上のvSTM低下の背景にどのような障害メカニズムが存在するのかの考察が必要である。筆者らは，lvPPA

> ※注2　言語性短期記憶：vSTMと称される言語性あるいは音韻性短期記憶に関してはさまざまな観点から検討されており，入力刺激の違いによって成績差が出ることはある程度一致した見解があるものの，その解釈は諸家によっていまだ異なっているのが現状である[17]。

症例について，vSTM障害の存在自体は否定しないが，おそらくそれ以上に音韻想起そのものの障害の影響が強いのではないかと考えている。

背景疾患はアルツハイマー型認知症であることが多く，症状の進行に伴い記憶障害の合併や，徘徊，物盗られ妄想などが出現してくることが多い。知的機能低下も認め，発話がlogoclonia（語間代）を含んだジャルゴンに至る頃には，日常生活は自立困難なレベルになる。一時的に回復を示し，1年程度は機能維持可能であったlvPPA自験例の長期経過を示す。

> ⟩**KeyWord**
> **＊logoclonia（語間代）**
> Kraepelin[18] が提唱したもので，抑揚のない音節が不随意的に付加し連続するもの。

【症例2】

初診時60代前半，女性，教育歴12年，右手利き。

現病歴：50代後半時（X年），家族が喚語困難を認識。X＋3年時に，他院受診するも異常なしと診断。X＋5年時に当院受診。

主訴：うまくしゃべれない，パソコンがうまく使えなくなったなどであった。

初診時神経放射線学的所見：左優位で両側側頭葉に萎縮を認めた。脳血流SPECT：3D-SSP解析では，左側頭頭頂葉接合部を中心とした相対的血流量の低下を認めた（図3）。

初診時神経心理学的所見：意識は清明で，検査には協力的であった。自発話では喚語困難に伴う発話の停滞が認められたが，アナルトリーに起因する構音の歪みおよびプロソディ異常は認められなかった。

理解面は聴覚・視覚的理解ともに短文レベルから不安定であった。表出面における呼称では，喚語困難と音韻性錯語，音断片が認められた。たとえば，「時計」に対して，"と…なんだっけ" という反応や，「ちょうちん」に対して "ちょうちい" などであった。復唱では単語レベルは9/10

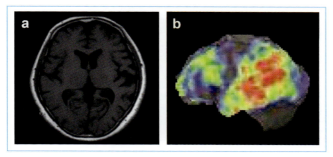

【図3】症例2のMRI画像および3D-SSP画像
a：MRI画像。左優位で両側側頭葉に萎縮。
b：3D-SSP画像。左側頭頭頂葉接合部を中心に血流量低下。

語正答。短文の復唱では，2文節以上になると困難であった。たとえば，「空が青い」では，"そらを…そ…そ…そ…（再刺激）そらが…あおい"と音韻を探す様子は認められるものの，復唱できない状態であった。一方，音読は短文レベルまで良好であった。

書字は，漢字・仮名文字ともに文字想起困難が著明で，仮名単語の書称では「えんぴつ」を「えぴん，えんぴん，えんぴす」といった音韻性錯書が認められた。

以上の所見から，主に音韻出力面と，語彙・意味照合の双方向の障害の存在が考えられ，logopenic型の失語と判断した。SLTAプロフィールの経過を示す（図4，図5）。

一方，WAIS-ⅢはPIQ91で明らかな知能低下は認められなかった。また，エピソード記憶低下や常同行動，脱抑制も認められず，人格・礼節は保たれ，病識も概ね認められていた。

1）訓練

次の内容からはじめて，状況に応じて上方/下方修正を繰り返した。

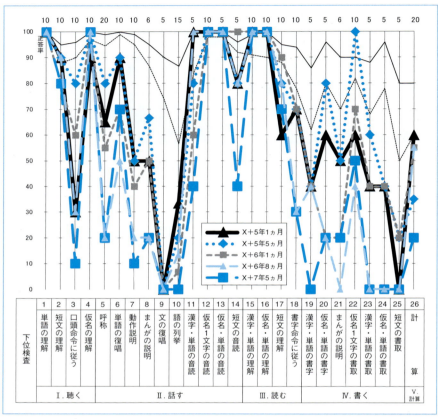

【図4】症例2，SLTAプロフィールの経過①

① 会話訓練
② 絵カード呼称／書称
③ 5択絵-文字マッチング（高・低頻度語）
④ 短文レベル（4〜5語文）の視覚的意味理解訓練
⑤ ②，④の音読
⑥ 計算（3桁±3桁）
⑦ 迷路，数字つなぎなどの認知課題

1 評価とリハビリテーション　145

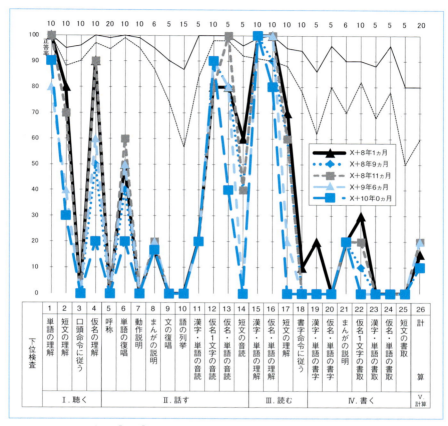

【図5】症例2，SLTAプロフィールの経過②

2）経過

　訓練開始から半年程度（X＋5年5ヵ月）で一時的に回復を認めたことが特徴的であった。約1年後のX＋6年1ヵ月時には言語機能全般に再び低下を認め，SLTAは初診時と概ね同様の成績となった。特に呼称，単語復唱，仮名単語の書字など音韻想起に関わる項目で低下が目立ち，音韻断片も認められるようになった。同時期，依然として常同

行動や脱抑制は認められなかったが，前日の出来事忘却といったエピソード記憶障害が緩徐に認められはじめた。X＋7年5ヵ月時には，SLTA呼称は音韻性錯語が散見されたが，ほとんどが喚語困難となった。X＋8年1ヵ月時のSLTAの発話は単語の復唱と仮名の音読以外，ほぼ廃絶状態へと移行していった。この頃にはSTが書いた振り仮名が文字として認識できず，音読できなくなることも認められるようになった。X＋10年時には唯一保たれていた仮名音読も錯読の頻出あるいは音韻想起困難となった。自発話では機能語や内容語も含むが，logocloniaと考えられる語の途中あるいは末尾の音の繰り返しや，聞き手が仮名で書き取ることの難しい音が中心の流暢なジャルゴンとなった。

3) 障害メカニズム考察

　Logopenicから，logocloniaを含んだジャルゴンへと移行した本症例の障害メカニズムを，図1の言語情報処理モデルで考えると，初期の中核症状は，意味記憶から出力語彙辞書へと至る矢印と，出力語彙辞書から出力音韻辞書へ至る矢印にあたる，語彙・音韻想起障害であったと考えられた。後期のlogocloniaを含んだジャルゴン産生の頃には，意味記憶，語彙/音韻辞書そのものの崩壊も関与していると考えられた。特にSTの書いた仮名文字を認識することができなくなっていた頃は，入力音韻辞書も崩壊しはじめていることを如実に示しているものと考えられた。

まとめ

　進行性の症候だからとSTの介入意義に疑問を持つ方もいるだろう。しかし，PPAのリハビリテーションは，狭義の機能回復のみではなく，広義の機能回復，すなわち家

族をも含めた生活の質の向上にあるといっても過言ではない。そして症例の機能回復や維持，家族の症状理解の促進は，症例や家族とSTがじっくりと向き合うことができるリハビリテーションという枠組みの中でこそ展開できるものなのではないだろうか。今後のSTの在り方を模索する上でも非常に重要なことであると考える。

文　献

1) 松田　実：アルツハイマー型認知症の言語症状の多様性. 高次脳機能研究, 35：312-324, 2015.

2) 小森憲治郎：原発性進行性失語：その症候と課題. 高次脳機能研究, 32：393-404, 2012.

3) 小嶋知幸：Ⅱ章 検査編 失語症検査は何をみているの？ なるほど！失語症の評価と治療―検査結果の解釈から訓練法の立案まで―（小嶋知幸, 編）. 金原出版, 東京, p.12, 2010.

4) 種村　純, 長谷川恒雄, 岸　久博, ほか：標準失語症検査（S.L.T.A.）の構造と失語症臨床評価との関連について―因子分析による検討―. 失語症研究, 4：629-639, 1984.

5) 中川良尚, 小嶋知幸, 佐野洋子, ほか：失語症の長期経過―改善不良群を中心に―. 高次脳機能研究, 26：348-353, 2006.

6) Beeson PM, King RM, Bonakdarpour B, et al.：Positive effects of language treatment for the logopenic variant of primary progressive aphasia. J Mol Neurosci, 45：724-736, 2011.

7) Farrajota L, Maruta C, Maroco J, et al.：Speech therapy in primary progressive aphasia: a pilot study. Dement Geriatr Cogn Dis Extra, 2：321-331, 2012.

8) Henry ML, Rising K, DeMarco AT, et al.：Examining the value of lexical retrieval treatment in primary progressive aphasia: two positive cases. Brain Lang, 127：145-156, 2013.

9) Flanagan KJ, Copland DA, van Hees S, et al.：Semantic Feature Training for the Treatment of Anomia in Alzheimer Disease: A Preliminary Investigation. Cogn Behav Neurol, 29: 32-43, 2016.

10) Graham KS, Patterson K, Pratt KH, et al.：Relearning and subsequent forgetting of semantic category exemplars in a case

of semantic dementia. Neuropsychology, 13 : 359-380, 1999.

11) Graham KS, Patterson K, Pratt KH, et al. : Can repeated exposure to "forgotten" vocabulary help alleviate word-finding difficulties in semantic dementia? An illustrative case study. Neuropsychological Rehabilitation, 11 : 429-454, 2001.

12) 大槻美佳：anarthrieの症候学．神経心理学, 21 : 172-182, 2005.

13) 松田　実：前頭葉障害による発話障害の諸相．高次脳機能研究, 36 : 227-235, 2016.

14) 大槻美佳：進行性非流暢性失語症．神経心理学, 26 : 272-282, 2010.

15) 一美奈緒子, 橋本　衛, 小松優子, ほか：意味性認知症における言語訓練の意義．高次脳機能研究, 32 : 417-425, 2012.

16) Gorno-Tempini ML, Brambati SM, Ginex V, et al. :The logopenic/phonological variant of primary progressive aphasia. Neurology, 71 : 1227-1234, 2008.

17) 中村菜都美, 中川良尚, 笹嶋侑子, ほか：流暢型失語一症例の無意味語復唱に関する検討．認知リハビリテーション, 22 : 47-52, 2017.

18) Kraepelin E : Psychiatrie. 8 te Aufl, Johann Ambrosius Barth, Leipzig, 1910.

第Ⅲ章　評価とリハビリテーション（言語聴覚士の立場から）

心理的支援と社会的支援

足利赤十字病院リハビリテーション科　中島　明日佳

臨床に役立つ ワンポイント・アドバイス
One-point Advice

　進行性失語は症状が改善することなく進行していく病態である。さらに50代から60代と比較的若年で発症することが多く，すなわち仕事や地域活動が盛んな時期に言語機能を徐々に失うことになり，心理的にも社会的にも支援が必要とされる。

　進行性失語患者の初期症状には失語症から生じる精神症状を伴うことが少なくない。また失語症の悪化や状況の把握が困難になると，精神的に不安定となり徐々に興奮状態へ発展することもある。したがって支援者は，失語症の進行とともに変化する患者や家族の心理的側面に寄り添い，状況に合わせた支援が求められる。さらに患者の状態に合わせて社会資源を有効活用し生活のサポートをすることも支援者の重要な役割である。進行性失語患者は社会的役割がある時期に休職や退職を余儀なくされ，やがてIADLやADLにも支障をきたし介護が必要となるからである。しかし，進行性失語に関する知識は医療や福祉の専門職でさえもそれほど普及していないのが現状である。進行性失語患者に特化したサポート体制の実現のために，支援者の進行性失語症状に関する知識の向上と積極的な地域支援への参加が大きな課題である。

はじめに

　言葉を失うことで患者やその家族の人生は大きく変化する。進行性失語患者は発症後，徐々に改善する脳血管障害による失語症とは異なり，症状が進行していく病態であ

る[1]。さらに50代から60代と比較的若年で発症することが多く，一般的に進行性失語などの変性疾患は発症から10年程度で重度の認知症に至る。この期間に患者も家族もどれだけ充実した人生を送れるかが臨床家にとっては重要な課題となる。したがって，支援者は失語症のリハビリテーションに加えて，患者と家族への心理的な支援や社会資源の有効活用を視野に入れていく必要がある。

> **KeyWord**
> **＊社会資源**
> 利用する人のニーズを充足するための制度・機関・人材・資金などの総称。

Ⅰ. 心理的支援について―進行性失語患者の初期症状には精神症状を伴うことが少なくない―

進行性失語患者の心理的特徴における過去の報告を**表1**に紹介する[2〜11]。**表1**に示すように進行性失語患者の診断は難しく，初期には診断が正しくなされず精神疾患の診断が下った例も認める。それらの例は初期症状としてうつ状態を示すことや，他にも不安障害やアパシーを伴う例もある。一方で，幻覚や妄想が初期症状として出現するという報告はほとんどない。これらの症状は失語症から生じる二次的なものである。さらに進行性失語の発症から5年以上経過すると失語症の悪化や状況の把握が困難となることから，精神的に不安定となり徐々に興奮状態へと発展することがある[7]。

以下に典型的な2症例を紹介する。この2症例は家族を含め失語症についての情報提供と進行する症状に合わせた心理的介入を行うことで，心理的負担が若干軽減された例である。

❶ 失語症状の病態を把握することで心理面が安定した意味型進行性失語例への心理的支援

Ａさんは公務員として働いていたが，58歳頃より意味

【表1】進行性失語患者の心理的特徴

伊藤ら1997[2]	うつ状態にて発症した55歳の緩徐進行性失語の例を報告。初期から発話の減少を認めたが，発動性の低下や倦怠感，悲観的な発言により進行性失語と診断されず，うつ病と診断された。
清水ら1997[3]	喚語困難や発話の減少を認めたが，心因性失声を疑われ，4年間心因性失声の加療をしていた緩徐進行性失語症の例を報告。
Mesulam1982[4]	6人中4人が進行性失語発症後にうつ状態，悲しみ，苦痛を示した。
Karnikら2006[5]	40代で強迫性障害，50代でうつ状態，60代で非流暢/失文法型進行性失語が出現した症例の報告。症例の死後，進行性核上性麻痺であることが判明した。
Medinaら2007[6]	健常群と比較して進行性失語患者群はうつ状態になりやすく，さらに進行性失語患者の抑うつ傾向と呼称障害の重症度が相関すると報告。
Banksら2008[7]	進行性失語患者（意味型進行性失語，logopenic型進行性失語，非流暢/失文法型進行性失語を含む）と行動異常型前頭側頭型認知症の患者の精神症状の変化を比較。初期（5年未満）の進行性失語患者は気分障害が多く，行動異常型前頭側頭型認知症の患者は気分障害に加え脱抑制や行動変化が多い。5年以上経過すると進行性失語患者にも失語症の影響と思われる脱抑制や行動変化が出現する。
Rohrerら2010[8]	進行性失語患者（意味型進行性失語，非流暢/失文法型進行性失語，logopenic型進行性失語を含む）の精神症状を調査。意味型進行性失語の一般的な症状は，いらいら感，脱抑制，うつ状態，異常な食欲であった。非流暢/失文法型進行性失語の精神症状は，無関心，興奮，うつ状態であった。Logopenic型進行性失語の精神症状は，不安，いらいら感，興奮，アパシーであった。一方で進行性失語患者において，幻覚および妄想の出現は稀であった。
Fatemiら2011[9]	進行性失語患者群と健常群の神経精神症状を比較。進行性失語患者と関連を認めた精神症状は，うつ状態，アパシー，不安，興奮，食欲変化，いらいら感であり，幻覚や妄想，夜間の異常行動は関連を認めなかった。
Mahgoubら2012[10]	進行性失語の進行に伴い，失語症が原因で家族や社会から孤立し，うつ状態に陥った57歳の症例を報告。
Magninら2013[11]	Logopenic型進行性失語20人の初期症状を報告。発症から診断までは平均31ヵ月，神経心理学的評価から診断まで11ヵ月の経過を要した。進行性失語と診断される前から90%の患者が不安障害の発症および悪化を認め，30%の患者が初期症状にて不安障害と診断された。脱抑制は5%程度であった。75%の患者および家族は対人関係の困難さを訴えた。

※初期にうつ状態を認める報告が多く，他にも不安障害やアパシーを伴う例もある。一方で幻覚や妄想を認める例はほとんどない。

型進行性失語を呈し，徐々に人や物の名前が出づらくなっていった。Aさんは言葉の出づらさに対して精神的に落ち込むようにもなった。Aさんの夫もAさんの言語症状が心配になったため2人で当院を受診した。

　Aさんが59歳時の言語面以外の認知機能は比較的保た

れており，Mini Mental State Examination は 25 点であった。言語面は，発話は流暢であり復唱も文レベルで良好であったが，時に単語の聴覚的理解は困難で正答を提示しても「〜て何？」などの返答がしばしば聞かれた。呼称においても，時に語頭音ヒントを呈示しても正答することができなかった。A さんの心理面は，誤答を繰り返すことで落ち込む様子や取り繕う様子がみられたが，A さんが熱心に取り組んでいた仕事の内容については楽しそうに話していた。夫は A さんに仕事をやめさせるべきか，周囲に A さんが認知症であることを知らせるべきか悩んでいた。

そこで，失語症からくる心理面の症状を緩和させるため，筆者が A さんの仕事の内容を詳細に聴取し，A さんの失語症のレベルと照らし合わせて『できること・できないこと』を具体的に説明した。たとえば，対外交渉は難しいこと，会社での挨拶やスピーチは訓練時に何度も練習し原稿を読みながらであればできる可能性があること，A さんが失敗して恥ずかしい思いをしないよう会社の職員には事情を説明しておくことなどを A さんと夫とで徹底的に話し合った。その結果，A さんは会社内での簡単な事務的手続きを継続することができた。夫も A さんのできること・できないことが明らかになったことで両者の不安が若干軽減した。

❷ Logopenic 型進行性失語を呈した B さんの心理的変化に応じた支援

B さんはもともと事務職として勤務していたが，59 歳時に logopenic 型進行性失語を発症した。単語が思い出せず，社員との言葉のやりとりやパソコン入力などが困難となったため，定年を待たずして退職した。退職後は，地域の運動場の監視員として勤務したが，失語症のため仕事が続けられず 1 年以内に退職を余儀なくされた。さらに B

さんは町内会の役員も務めていたが，失語症が原因で役員の仕事が継続困難となり66歳で辞退することとなった。家庭内でも家族の会話が理解できない，言いたい言葉が出てこないなどのストレスから妻としばしば口論になった。

　66歳時に他院から当院に紹介されたが，その際の言語症状は，流暢な発話であり単語の理解にほぼ問題はなかったが，喚語困難が目立ち，3文節程度の短文の復唱が困難であった。Bさんは，失語症が原因で自身のこれまで取り組んできた仕事や社会活動がことごとく不可能となり，落ち込みや苛立ちなど精神的に不安定な状態が続いた。当院来院時も妻に暴言を吐いたり，リハビリテーションに対する拒否が続いた。言葉がうまく話せずに悔し泣きをすることさえあった。そこで筆者はBさんの苛立ちの原因を傾聴し，時にはBさんが比較的話しやすい仕事の話題に変えて気分を切り替えるようにした。それから半年程度，Bさんの感情の起伏の激しさは続いたが，サイクリングや畑仕事など言語をほとんど必要としない趣味をみつけることで，Bさんの苛立ちが軽減した。Bさんの気分が安定したため言語訓練を再開したが，筆者はBさんとご家族に対して失語症の理解を深めること，比較的良好な機能を利用したコミュニケーションの練習を主体とした。

　68歳になったBさんの言語機能は，簡単な会話が時折できる程度までに悪化した。失語症状による落ち込みや苛立ちに加え，リモコン操作や灯油ポンプの使い方など生活で使用する道具の操作が困難になったことにも苛立つことが多くなった。

　69歳になると，周囲の状況の把握も困難となり，自宅では暴言や暴力を頻繁に伴うようになった。さらにBさんは，入浴や食事の拒否が続き自宅での生活が困難となり施設へ入所した。しかし，職員や利用者に対しても暴力的で

あったため当院の精神科病棟に入院を余儀なくされた。この頃のリハビリテーションは失語症状に落ち込むBさんの心理面を安定させることを目的とした。個別のリハビリテーションは不可能であり，言語を介さない集団の作業療法を行うことで，Bさんの心理面の安定を促した。

70歳になると，Bさんの発話はほぼ無言となり，セラピストや病棟スタッフの声かけに対して「すみません」とばかり繰り返していた。物の意味理解障害も顕著になり，排水溝の丸い蓋をコップの上にのせてコップの蓋にしていたり，布団のシーツを上着にしたりしていた。Bさんは自分の間違いを指摘されると落ち込みやすくなっていたため，病棟スタッフはBさんの誤った行為を指摘せずにもとに戻すようにしていた。さらにこの頃になるとBさんは，鏡に写る自分と話をする鏡現象が出現するようになった。Bさんは，鏡に向かって笑いながら話していたり，お辞儀をしていたりしていたが心理的にはむしろ落ち着いた様子であった。そのため，病棟スタッフはBさんがいつでも座れるように鏡の前に椅子を置き，Bさんの居場所を作った。

上述した2例のように進行性失語の経過の中で，患者と家族の心理的問題は大きく変動する。したがって支援者は，患者や家族に寄り添い，その場その場の状況に合わせた心理的支援が必要である。

Ⅱ. 社会的支援について

進行性失語の発症は，仕事や地域活動など社会的活動が盛んな時期である50代から60代であることが多い。したがって，社会的役割がある時期に休職や退職を余儀なくされるため，社会参加の減少や経済的な問題を抱えることは珍しくない。また，症状が進行するとやがて手段的日常

生活動作（Instrumental Activities of Daily Living：IADL）や日常生活動作（Activities of Daily Living：ADL）にも支障が出てくるため，社会資源を利用して患者の生活をサポートすることが必要となる。

　では，進行性失語患者が可能な限り地域で過ごすためのサポートはどこまで普及しているだろうか。進行性失語患者が最も必要とする医療や福祉の領域において，進行性失語の症状を熟知しているスタッフはどの程度いるのだろうか。進行性失語に関する知識は医療や福祉の専門職でさえもそれほど普及していないのが現状である。したがって，進行性失語に特化した社会的支援の実現のために，専門職における進行性失語症状の知識の向上と積極的な地域支援への参加が今後の大きな課題である。

　進行性失語患者の社会的支援について過去の報告をまとめてみると（**表2**）[12～17]，諸外国においてさまざまな進行性失語患者に特化したサポートが取り組まれていることがわかる。特徴的なのは，コミュニケーションの支援を積極的に取り入れ，そのために医師や言語聴覚士を中心とした症状を熟知した医療従事者がプログラムに関わっていることである。本邦でも進行性失語の家族会が報告されており[17]，地域包括支援センターや居宅介護支援事業所の職員など専門職のスタッフも参加し，症状を理解する機会となっている。しかし，このような支援をしている地域は本邦でも諸外国でも極めて稀であり，進行性失語の知識さえ一般には普及していないのが現状であろう。

❶ 社会資源の活用について
【進行性失語患者は申請書類の作成および申請が困難】

　障害年金に必要な病歴申立書の作成および各申請書類の署名や実際の申請など手続きには十分な言語機能が必要と

≫KeyWord

＊IADL

ADLとは異なり，買い物，洗濯，金銭管理，服薬管理，電話対応，交通機関の利用など日常生活上のより複雑な動作。

≫KeyWord

＊ADL

食事，排泄，入浴，整容，衣類の着脱，移動など自立した日常生活に欠かせない動作。

≫KeyWord

＊進行性失語の家族会

言語コミュニケーションにおける支援が特徴的。失語症と認知症の両方の情報共有ができる場となりうる。

【表2】進行性失語患者への社会的支援の試み

Kortte ら 2013 [12]	進行性失語患者が可能な限り長く地域で生活できるよう，他職種連携と地域密着型の支援の継続を推奨し，代償的なデバイスの使用やコミュニケーションスキルを最大限に生かす方法，日常生活のスキルと方略の指導，患者中心とした家族や介護者のケアプラン設定などの支援をレビューしている。
Kindell ら 2015 [13]	意味型進行性失語患者とその家族を支援するために優先すべき支援について，経験を積んだ複数の言語聴覚士が検討。コミュニケーションの支援がケアプランの中に確実に含まれるようソーシャルワーカーと協力している。
Mooney ら 2018 [14]	従来の失語症者向け会話パートナーの訓練と認知症者向けの教育プログラムを組み込んだ進行性失語患者とその介護者を対象としたグループ訓練。病態理解，ロールプレイ，アプリを取り入れたコミュケーションの練習などを構造化されたプログラムに沿って行う。
Kim ら 2018 [15]	進行性失語を呈した妻と介護をする夫が失語症者のキャンプに参加し，キャンプ前後での夫婦の生活の変化を追っている。趣味活動の継続や同じ境遇の他者への支援を通して，社会的なネットワークの拡大へと繋がった例を報告。
Morhardt ら 2019 [16]	進行性失語患者とそのパートナーに対して心理教育をグループ訓練で実施。言語聴覚士による日常生活の維持および向上させるための介入についてのプレゼンテーションおよび参加者とディスカッションに取り組んでいる。
東ら 2018 [17]	進行性失語患者の家族支援のために進行性失語の家族会を開催。地域包括支援センターや居宅介護支援事業所のケアマネジャーなど専門職の人も参加し，進行性失語を理解する機会の提供をしている。

※進行性失語に特化した支援であること，コミュニケーションの支援を積極的に取り入れていること，医師や言語聴覚士を中心とした進行性失語の症状を熟知した医療従事者がプログラムに関わっていることなどが特徴的である。

なる。さらに進行性失語患者の申請手続きを難しくさせるのは，他部署にわたる申請窓口や，担当職員が失語症を熟知していないことである。当院でも，必要に応じて医師，看護師，セラピスト，ソーシャルワーカーが書類を一緒に確認しアドバイスをすることや，作成した書類の確認が必要である旨を記載したメモを貼ることがある。同様に，相談機関（市区町村の相談窓口，基幹相談支援センター，若年性認知症支援コーディネーター，若年性認知症コールセンター，家族会）でも進行性失語の症状を熟知しているスタッフが少ないため，場合によっては医療従事者が同行する必要がある。

【社会資源の活用には申請と時間が必要】

　進行性失語患者が使える支援やサービスのほとんどは，医師の診断書や証明書が必須となる。また，通院や生活の援助が早急に必要な状況にあっても，実際に援助が入るまでにはかなりの時間を要する。たとえば，障害年金は初診日から申請まで1年6ヵ月経たないと原則申請ができない。障害者手帳も，初診から6ヵ月経たないと申請ができない。さらに書類作成の時間や申請から受給までには，数ヵ月から半年程度の時間を要することが多く，診断されたその日から使える支援はほとんどない。介護保険は申請から比較的早く導入できるが，それでも数週間を要することが多い。

　表3に進行性失語を中心とする若年性認知症の患者が使える支援および制度を示す。地域によって異なる場合や，介護保険と就労継続支援の併用など制度上では可能な場合でも，現場では難色を示されるケースも少なくない。患者の状態に合った制度や支援を選択すること，かつ患者の状況が変化した際には早急に見直すことが必要である。

【具体的な社会資源について】

　進行性失語患者を支える社会制度について，比較的多く活用されている支援やサービスは以下の通りである（表3）。

1) 就労中または就労の継続を支える制度

a. 傷病手当

　全国健康保険協会または健康保険組合に加入している事業所に勤めている場合，病気やけがで仕事を3日以上休み，給料を受けられない場合に支給される。保険者への申請が必要で，医師や雇用主の特定の書式での証明が必要である。

b. 就労継続支援事業

　障害者の職業訓練や生産活動を支援するサービスで，就

【表3】比較的多く活用されている社会資源

就労中または就労の継続を支える制度	
傷病手当	病気やけがで仕事を3日以上休み、給料を受けられない場合に支給される。
就労継続支援事業	障害者の職業訓練や生産活動を支援するサービス。 就労継続支援A型と就労継続支援B型がある。 A型は雇用契約にもとづく就労で一般就労の環境に近い。B型は就労時間が比較的自由に決められ、利用者のペースで就労への知識や能力を定着させる。
生活を支える社会制度	
自立支援医療 （精神通院医療）	継続的に治療を受けることを支援する制度。都道府県の指定を受けた医療機関に通院している患者が対象。医療機関および薬局の窓口で支払う医療費の自己負担が1割または所得に応じた上限額に軽減される。
身体障害者手帳	車いすなどの福祉機器の交付、医療費の助成、所得税や住民税の軽減などの公的なサービスや携帯電話料金の割引などの民間企業のサービスを利用することができる。
精神障害者保健福祉手帳	初診日から6ヵ月の経過で申請可能。手帳を取得すると医療費の助成、所得税や住民税の軽減、精神障害者居宅介護等事業（ホームヘルプサービス）など公的なサービスや携帯電話料金の割引などの民間企業のサービスを利用することができる。
障害者年金	仕事を続けることが困難となった患者の生活を支えるための公的年金。 初診から1年6ヵ月を経過した日または1年6ヵ月以内に症状が固定した日に請求可能となる。 受給要件には3分の2以上の保険料の納付が必要。
日常生活の介護や支援をする制度	
介護保険	対象は一般的には65歳からであるが、認知症と診断された場合は40歳から利用可能。デイサービスやホームヘルプサービス、ショートステイの利用ができる。
精神障害者居宅介護等事業（ホームヘルプサービス）	精神障害者保健福祉手帳もしくは障害年金を受給されていれば基本的には利用者の1割負担で利用可能。介護保険受給者は介護保険でのサービスが優先されることになる。
訪問看護	訪問看護の利用形態には介護保険、医療保険、公的保険外などさまざま形態がある。公的保険で訪問看護を利用した際の自己負担額は、原則1割から3割である。公的保険外での利用は料金が全額自己負担となるが、公的保険では難しいことにも対応可能な場合がある。
条件が合えば可能となる支援制度	
雇用保険	会社を退職後、失業の認定を受けることで失業給付を一定期間受けられる。給付額は在職中給与の約50～80%、給付を受けられる期間は90日～360日となり、会社を退職した際の年齢や雇用保険に加入していた年数、離職時の理由などによって決定する。
住宅ローン免除	高度障害状態となった場合、支払いが免除されることがある。
指定難病	前頭側頭変性症である意味性認知症の場合、指定難病となり医療助成が受けられる。

労継続支援A型と就労継続支援B型の2つがある。就労継続支援A型は雇用契約に基づく就労であり、定められた賃金が支払われる。一般就労に近い環境の中で就職のための

知識・能力を身につける。就労継続支援B型は雇用契約を結ばず，作業の対価となる工賃が支払われる。就労時間が比較的自由に決められ，利用者のペースで就労への知識や能力を定着させていくことができる。厚生労働省の調べによると2017年度の1ヵ月の平均賃金は就労継続支援A型が7万4,085円，就労継続支援B型が1万5,603円となっている[18]。

　進行性失語を呈している場合でも，言語を介さずにできる仕事や，残された能力で対応可能な仕事もあり，進行性失語の症状を熟知した医師やセラピスト，ソーシャルワーカーが同行し，見学や体験を通して検討していくことが望ましい。

2) 生活を支える社会制度

a. 自立支援医療（精神通院医療）

　進行性失語を呈した患者は長期的な治療が必要であり，その治療費が患者にとって負担となる。そのために設けられた自立支援医療は，継続的に治療を受けることを支援するために定められた制度である。自立支援医療によって通院治療にかかる医療機関および薬局の窓口で支払う医療費の自己負担が1割または所得などに応じた上限額に軽減される場合がある。都道府県の指定を受けた医療機関に通院している人が対象となり，申請には医師の診断書が必要である。

b. 身体障害者手帳

　進行性失語患者の症状が発展し身体症状を呈した場合，身体障害者手帳が申請できる場合がある。等級は1級から7級まであり，手帳の交付は1級から6級までとなる。手帳を取得すると車いすなどの福祉機器の交付，医療費の助成，所得税や住民税の軽減などの公的なサービスや携帯電

話料金の割引など民間企業のサービスを利用することができる。申請には各都道府県知事の指定された医師の診断書が必要である。基本的には有効期限がなく等級変更の際は本人申請となる。

c. 精神障害者保健福祉手帳

進行性失語の経過で認知症と診断された際，初診日から6ヵ月経過すれば精神障害者保健福祉手帳を申請することができる。1級から3級までの等級があり，最重度が1級となる。手帳を取得すると所得税や住民税の軽減などの公的なサービスや携帯電話料金の割引などの民間企業のサービスを利用することもできる。申請には医師の診断書が必要である。身体障害者手帳とは異なり有効期限が2年となっており，2年ごとの更新が必要である。

d. 障害者年金

障害者年金は，仕事を続けることが困難となった患者の生活を支える公的年金である。初診から1年6ヵ月を経過した日または1年6ヵ月以内に症状が固定した日に請求可能となる。受給要件には以前に年金を支払っていることが条件となる。具体的には加入すべき期間に3分の2以上の保険料の納付が必要である。

障害年金には障害基礎年金と障害厚生年金の2種類がある。障害基礎年金は1級と2級，障害厚生年金は1級から3級までの等級がありそれぞれ支給額が異なる。一般的に進行性失語から症状が発展し認知症に至った時点で対象となることが一般的である。

申請には初診日証明書，病歴申立書，診断書などが必要となる。病歴申立書は，本人または家族が作成しなければならず，進行性失語患者が作成する場合，患者の症状に合わせた助言や誤字・脱字および文構造などの確認が必要な場合がある。

3) 日常生活で介護や支援が必要となった場合

a. 介護保険

症状が進行し IADL や ADL に介助が必要となってくると，介護保険を利用してデイサービスやホームヘルプサービス，ショートステイなどを検討する場合が多い。介護保険の対象は，一般的には65歳からであるが，認知症と診断された場合は40歳からでも利用可能である。進行性失語患者の場合，就労が困難で介護を要する状態にあっても ADL が比較的自立していることが多い。そのため介護保険が受けられない場合や，実際の症状よりも認定される等級が低い場合があるため，申請のタイミングが難しい。申請には所定の書式による医師の意見書が必要である。

b. 精神障害者居宅介護等事業（ホームヘルプサービス）

料理や買い物，病院への通院などに支援が必要な場合，精神障害者保健福祉手帳もしくは障害年金を受給されていればホームヘルプサービスを利用することができる。費用は基本的に利用者の1割負担であるが，世帯の所得によっては上限額が異なる。申請には所定の書式での申請書の提出が必要である。また，介護保険をすでに受給している場合は，介護保険での利用が優先となる。

c. 訪問看護

在宅で生活する患者で，服薬やインスリン注射などの管理が困難な場合には，訪問看護を利用することで在宅での生活を維持することができる。訪問看護の利用形態には介護保険，医療保険，民間保険などさまざま形態がある。公的保険で訪問看護を利用した際の自己負担額は，保険の種類や所得・年齢によって異なるが，原則1割から3割である。利用回数や利用時間は各保険によって決められている。民間保険での利用は料金が全額自己負担となるが，長時間の在宅看護や長距離移動の同行など公的保険では難しいこ

とに対応可能な場合がある。

　この他にも，退職後の雇用保険の活用や住宅ローンの免除，さらに意味型進行性失語が発展して前頭側頭葉変性症の一型である意味性認知症となると難病指定を受けられるなど，条件が合えば可能となる支援もある。したがって，医療と福祉，場合によっては企業と連携し，患者にとって有用な社会資源が活用できるよう，情報の共有・提供が求められる。

文　献

1) 佐野洋子，加藤正弘：脳が言葉を取り戻すとき─失語症のカルテから．日本放送出版協会，東京，1998.
2) 伊藤嘉信，大蔵雅夫，河村一郎，ほか：うつ病様状態にて発症した緩徐進行性失語の一症例．四国医学誌，53:299-302, 1997.
3) 清水隆史，森　大輔，高橋　正，ほか：心因性失声を疑われた緩徐進行性失語症の1症例．臨床神経医学，26: 1417-1424, 1997.
4) Mesulam MM : Slowly progressive aphasia without generalized dementia. Ann of Neurol, 11: 592-598, 1982.
5) Karnik NS, D'Apuzzo M, Greicius M : Non-fluent progressive aphasia, depression, and OCD in a woman with progressive supranuclear palsy: neuroanatomical and neuropathological correlations. Neurocase, 12 : 332-338, 2006.
6) Medina J, Weintraub S : Depression in primary progressive aphasia. J Geriatr Psychiatry Neurol, 20 : 153-160, 2007.
7) Banks SJ, Weintraub S : Neuropsychiatric symptoms in behavioral variant frontotemporal dementia and primary progressive aphasia. J Geriatr Psychiatry Neurol, 21 : 133-141, 2008.
8) Rohrer JD, Warren JD : Phenomenology and anatomy of abnormal behaviours in primary progressive aphasia. J Neurol Sci, 293 : 35-38, 2010.
9) Fatemi Y, Boeve BF, Duffy J, et al. : Neuropsychiatric aspects of primary progressive aphasia. J Neuropsychiatry Clin Neurosci, 23 : 168-172, 2011.

10) Mahgoub N, Avari J : A case of primary progressive aphasia associated with depression. Int J Geriatr Psychiatry, 27 : 436-437, 2012.

11) Magnin E, Chopard G, Ferreira S, et al. : Initial neuropsychological profile of a series of 20 patients with logopenic variant of primary progressive aphasia. J Alzheimers Dis, 36 : 799-808, 2013.

12) Kortte KB, Rogalski EJ : Behavioural interventions for enhancing life participation in behavioural variant frontotemporal dementia and primary progressive aphasia. Int Rev Psychiatry, 25 : 237-245, 2013.

13) Kindell J, Sage K, Cruice M : Supporting communication in semantic dementia: clinical consensus from expert practitioners. Quality in Ageing and Older Adults, 16 : 153-164, 2015.

14) Mooney A, Beale N, Fried-Oken M : Group communication treatment for individuals with PPA and their partners. Semin Speech Lang, 39 : 257-269, 2018.

15) Kim ES, Figeys M, Hubbard HI, et al. : The impact of aphasia camp participation on quality of life: a primary progressive aphasia perspective. Semin Speech Lang, 39 : 270-283, 2018.

16) Morhardt DJ, O'Hara M, Zachrich K, et al. : Development of a psycho-educational support program for individuals with primary progressive aphasia and their care-partners. Dementia, 18 : 1310-1327, 2019.

17) 東　晋二，江湖山さおり，越部裕子，ほか：原発性進行性失語症の社会支援．日本認知症ケア学会誌，17: 554-559, 2018.

18) 厚生労働省：障害者の就労支援対策の状況（https://www.mhlw.go.jp/stf/seisakunitsuite/bunya/hukushi_kaigo/shougaishahukushi/service/shurou.html）.

索　引

■英文索引

数字

2 単語からの文作成 ················ 78

A

AD ···················· 9
ALS ·················· 15
AOS ················· 60
AOS 型 PNFA ············ 125
Armstrong の診断基準 ········ 20

B

Boston 学派 ············· 39
Broca 失語 ··········· 39, 43
bvFTD の診断基準 ········· 127

C

CBD ··········· 8, 9, 20, 66
CBS ·············· 8, 69
cortico-basal degeneration ······ 8
cortico-basal syndrome ········ 8

D

DFT ·················· 6
DRPLA ················ 9
dual stream model ········· 48
dysarthria and clumsy hand syndrome 43

E

economy of effort ········· 13
economy of speech（発話の経済性）·· 138

F

FLD ·················· 6
FTD ················ 6, 7
FTD-TDP ············· 15
FTLD ················· 6
FTLD-FUS ············ 66
FTLD-tau ··········· 9, 66
FTLD-TDP ·········· 9, 66
FTLD-U ·············· 66

H

HDS-R ················ 51
Höglinger らの診断基準 ········ 20

I

IWG-2 診断基準 ·········· 118

L

logoclonia（語間代）········· 142
logopenic progressive aphasia（LPA）/
　logopenic 型 PPA（lpvPPA）
　·············· 7, 18, 40, 116
logopenic 型 ············ 30
logopenic 型進行性失語 ······· 25, 97

M

mixed type ············ 116
MJD ·················· 9
MMSE ················ 51

N

naPPA ··· 7
nfvPPA ······························· 7, 13, 19, 60
NIA-AA の診断基準 ························· 117

P

phonological PPA ····························· 18
Pick 病 ··· 9
PNFA ··································· 7, 59, 116
ppAOS ······························· 8, 14, 19
PPA の診断基準 ························· 7, 10
progressive supranuclear palsy ··········· 8
PSP ·································· 8, 9, 66
pure dysarthria ··································· 43

S

SCA ··· 9

T

tau protein ··· 8
TDP-43 ························· 9, 15, 66, 84
TDP-43 (TypeB) ···························· 19
TDP-43 (TypeC) ···························· 19
TDP-43 プロテイノパチー ··············· 9
TDP プロテイノパチー ···················· 19

V

visual variant of AD ····················· 118

W

Wernicke 失語 ································· 40

S

SD ··································· 7, 116
SD 型 AD ·······················118, 120
Slowly progressive aphasia ··············· 4
svPPA ································· 7, 15, 19

■ 和文索引

あ

αシヌクレイン ································· 8
アルツハイマー病 ·········· 4, 19, 25, 110

い

異常蛋白 ··· 8
意味型 PPA ································· 7, 83
意味カテゴリー特異性障害 ············· 86
意味記憶 ··· 12
意味記憶（対象概念）障害 ············· 87
意味記憶障害 ································· 46
意味性認知症 ················25, 32, 40, 83
陰性症状 ··· 44

う

運動障害性構音障害 ························· 43

え

エコラリア（反響言語）···················· 12
嚥下障害 ······························· 15, 69

お

音の連結不良 ································· 60
音韻性錯語 ·················10, 44, 63, 98
音韻操作障害 ································· 13
音韻短期記憶 ································· 97

か

下位運動ニューロン ························· 15

階層構造 ……………………………… 5
核上性眼球運動障害 ………………… 8
核上性垂直眼球運動障害 ………… 67, 68
仮性球麻痺 …………………………… 69
喚語困難・漢字の健忘失書型………… 29
喚語障害 ………………………… 10, 15
漢字の健忘失書 …………………… 119

き

偽性球麻痺 …………………………… 15
既知感 ………………………………… 16
機能語の想起困難………………… 73, 78
筋萎縮性側索硬化症 ………………… 15

け

敬語 …………………………………… 74
頸部−体幹の筋強剛 ………………… 69
痙攣性発声障害 ……………………… 12
言語機能の脳内地図 ………………… 48
言語情報処理モデル ……………… 135
言語性STM障害………………… 44, 50
言語性短期記憶障害 …………… 27, 141
言語性把持力低下…………………… 10
原発性進行性失語…………………… 4
原発性進行性発語失行（ppAOS）
………………………………14, 19, 21
健忘失語……………………………… 28

こ

構音障害……………………… 61, 69
構音点 ………………………………… 71
構音の歪み …………………………… 60
構音プログラミング ………………… 61
交互反復運動………………………… 70

高次脳機能の階層性 ………………… 5
口舌顔面失行 ………………………… 21
巧緻運動の障害 ……………………… 12
膠着語 ………………………………… 62
行動障害 ……………………………… 74
行動障害/遂行機能障害型AD ……… 118
行動障害型前頭側頭型認知症…… 32, 125
行動ないし性格変化 ………………… 21
口部顔面失行 ………………………… 64
後部皮質萎縮症 …………………… 118
語音認知障害 ………………………… 46
語間代（logoclonia）…………31, 47, 106
語義失語………………16, 25, 46, 84
語義障害 ……………………………… 16
語減少型 ……………………………… 18
語減少型PPA ………………………… 7
語健忘 ………………………………… 27
呼称障害………………………15, 28, 85
語想起障害 …………………… 27, 28
古典的失語分類 ……………………… 39
諺の補完 ……………………………… 92
コミュニケーション ………………… 53
語列挙 ………………………………… 73
語列挙障害 …………………………… 15
語聾 …………………………… 46, 106

さ

再帰性発話 …………………………… 44
左右差 ………………………………… 80

し

視覚性呼称 …………………………… 73
視空間障害 …………………………… 21
思考過程の障害 ……………………… 79

四肢失行·····················12, 21

姿勢維持困難·····················69

肢節運動失行·····················12

失構音（アナルトリー）·············10, 61

失構音型·····················79

失語症の原因·····················4

失文法·····················13, 60, 61, 138

失文法型·····················79

失文法型PNFA·····················125

失名詞失語（＋漢字の健忘失書）型PPA
·····················119

失名詞失語型·····················118

ジャルゴン·····················32

修正行為·····················44

純粋語唖·····················61

上位運動ニューロン·····················15

症候学·····················52

書字課題·····················65

進行性核上性麻痺（PSP）
·····················8, 44, 66, 68, 125

進行性偽性球麻痺·····················15

進行性失語·····················40

進行性前部弁蓋部症候群·····················15

進行性の語聾と発話運動障害を呈する症
候群·····················121

進行性発語失行（primary progressive
apraxia of speech：PPAOS）·········67

進行性発話無力症
（progressive speech abulia）·········125

進行性非流暢性失語·····················32, 59

進行性非流暢性失語症·····················40

進行性力動性失語·····················125

新造語ジャルゴン·····················44, 45

す

遂行機能障害·····················21

せ

拙劣症·····················12

前駆症状·····················67, 79

前頭－側頭葉の限局性萎縮·····················75

前頭極·····················75

前頭側頭型認知症（frontotemporal
dementia：FTD）·····················25, 73

前頭側頭葉変性症·····················6, 83

前頭葉型AD·····················118

前頭葉性行動・空間症候群（FBS）····20

前頭葉内側部·····················73

前頭葉背内側面·····················80

前部弁蓋部症候群·····················15

た

態·····················74

対象の知識·····················15

滞続言語·····················33, 47

大脳皮質基底核症候群（CBS）··8, 20, 69

大脳皮質基底核変性症·····················8, 66

タウオパチー·····················8, 14, 69

タウ蛋白·····················8

タウ蛋白陽性FTLD·····················66

多系統萎縮症·····················9

他人の手徴候·····················21

単音節の復唱·····················71

単語の復唱·····················71

単語の理解障害·····················10, 85

探索行動·····················61

ち

中心前回 ……………………………… 61
超皮質性運動失語 ……………………… 73
超皮質性感覚失語 ……………………… 16
超皮質性感覚失語型 …………………… 118
超皮質性感覚失語型PPA …………… 119

て

伝導失語 ………………………………… 44
電文体失文法 …………………………… 62

と

道具機能 …………………………………… 5
特異性のある機能 ………………………… 5
特定の遺伝的病理背景を持たない認知症
……………………………………… 66
土台機能 …………………………………… 5
努力性 …………………………………… 59
努力性発話 ……………………………… 65
トークンテスト ………………………… 64

に

認知症診療 ……………………………… 50

の

脳血管性失語 …………………………… 41

は

バイオマーカー …………………………… 9
背景疾患 ………………………………… 20
背景病理 ………………………………… 19
背側経路 ………………………………… 48
拍手徴候 (applause sign) ……………… 69
発語失行 (apraxia of speech：AOS)
……………………………… 10, 43, 60
発話開始時の誤り ……………………… 61

パリラリア (同語反復) ………………… 12
反響言語 (echolalia) ……… 33, 50, 74, 126
ハンチントン病 …………………………… 9
反復言語 (palilalia) ………………… 33, 47
汎用性のある機能 ………………………… 5
パーキンソン症状 ……………………… 69
パーキンソン病 …………………………… 9

ひ

非一貫性 ………………………………… 61
皮質下性認知症 ………………………… 69
皮質基底核変性症 (CBD) …………… 44
皮質性感覚障害 ………………………… 21
左側頭葉型 ……………………………… 30
左側頭葉型AD ………………… 118, 120
ピック病 ………………………………… 66
筆談 ……………………………………… 53
非定型アルツハイマー病 …………… 117
表記不能型ジャルゴン ………………… 46
標準失語症検査 (Standard Language
Test of Aphasia：SLTA) ………… 135
表層失読 ………………………………… 90
表層性失読・失書 ……………………… 16
非流暢性進行性失語 …………………… 25
非流暢/失文法型原発性進行性失語
(nfvPPA, naPPA) ……… 7, 20, 21, 60

ふ

封入体 …………………………………… 8
フォア・シャヴァニ・マリー (Foix-
Chavany-Marie：FCM) 症候群 …… 15
複雑な文の理解障害 …………………… 15
復唱障害 ………………………………… 10
腹側経路 ………………………………… 48

プロソディ障害 ································ 60
プロテイノパチー ························· 14
ブローカ失語 ······························ 61
文完成課題 ································· 78
文産生障害 ································· 10
文の産生 ····································· 62
文の産生障害 ······························ 15
文の整序 ····································· 77
文法障害 ····································· 43

へ

変性性失語 ································· 41

ほ

歩行障害 ····································· 69
補足運動野 ································· 73
ポリグルタミン ····························· 8, 9

も

文字や絵の利用 ···························· 53

ゆ

ユビキチン陽性封入体を伴うFTLD ·· 66

よ

陽性症状 ····································· 44
要素的言語症候 ···························· 9

り

力動性失語 ···························· 51, 125
リン酸化 α シヌクレイン ··············· 9
リン酸化タウ ································· 9
臨床−病理類型 ···························· 7
臨床類型 ································· 7, 8

る

類音的錯読／錯書 ························ 17

れ

レビー小体病 ································· 9

失語症に関わる臨床医，コメディカルスタッフ必読の1冊！

伝導失語
― 復唱障害、STM障害、音韻性錯語 ―

日本高次脳機能障害学会　教育・研修委員会　編

詳細かつわかりやすい解説で「伝導失語」についての理解がぐっと深まります。

『伝導失語とは何か？』がわかる1冊！

● 「はじめに」より

　本書は，2011年11月に鹿児島で開催された日本高次脳機能障害学会サテライト・セミナーでの講演を核として，伝導失語に関わるさまざまなテーマを追加し，サテライト・セミナー特集として編纂されたものである。講演をして頂いた方々は言うまでもないことであるが，追加執筆をお願いした方々からも，大変に得難い力作をお寄せ頂き，結果的に，極めて水準の高い「伝導失語についての論考集」ができあがった。お読み頂ければ，伝導失語関連のほとんどすべての問題について，詳細に論じ尽くされていることに気付かれると思う。

　筆者の知る限り，伝導失語について，ここまで幅広くまとめて論じられた類書というのは，近年，ほとんど他に見あたらないのではないかと思う。そういう意味で，本書は，失語症に関心をもたれている多くの読者にとって，極めて貴重である。

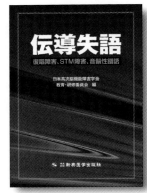

A5判　290頁
定価：本体4,200円＋税
ISBN：978-4-88002-843-9

● 主要目次

第Ⅰ章　伝導失語とは？
1. 伝導失語の診断
2. 伝導失語症候のバリエーション
　―音韻と意味をめぐるエチュード：「復唱障害」の意味するもの―
3. 伝導失語論の歴史的展望

第Ⅱ章　音韻性錯語
1. 音韻性錯語
2. 失語症の音韻論的障害の検討

第Ⅲ章　復唱障害，言語性短期記憶障害
1. 言語性短期記憶（short-term memory：STM）について
2. 純粋STM症候群をめぐして
3. 復唱障害について

第Ⅳ章　特殊型，小児の病態
1. logopenic progressive aphasia
2. 発達と音韻論的障害
3. 小児の伝導失語と発達性読み書き障害
　―音韻障害と音韻認識障害

第Ⅴ章　伝導失語の言語治療
1. 伝導失語の言語治療―WM障害の立場から
2. 伝導失語の言語治療―音韻操作障害の立場から

株式会社　新興医学出版社　〒113-0033　東京都文京区本郷6-26-8
TEL. 03-3816-2853　FAX. 03-3816-2895
http://www.shinkoh-igaku.jp
e-mail: info@shinkoh-igaku.jp

日本高次脳機能障害学会サテライト・セミナー
プロシーディング企画，第2弾！

注意と意欲の神経機構

日本高次脳機能障害学会 教育・研修委員会 編

『注意』と『意欲』をどのように捉え，そしてその障害にどうアプローチしていけばよいのか。
「Bálint症候群」「脱抑制症候群」「デフォルトモードネットワーク」「アパシー」等，臨床上見逃せない症候，トピックスを取り上げ深く追求した1冊。必携です!!

● 「はじめに」より

　注意と意欲の臨床は，広汎な領域にわたっていて，これまであまり深く追求されることのなかった多くの興味深い問題を我々に呈示していた。（中略）「Bálint症候群」や「Klüver-Bucy症候群」など従来からよく名の知られた症候もあれば「Action disorganization syndrome」，「脱抑制症候群」など，一見，目新しい，しかし大きく臨床家の注目をひきつつある症候，さらに無視症候群に覆われてややもすれば気づかれずにいる重要な「消去現象」，さらに，うつ状態との鑑別の視点がとりわけ最近重視されている「アパシー」などについて，気鋭の秀逸な著者のご寄稿をうることができた。結果的に，臨床の視点だけからみても，はなはだ魅力ある内容になったように思う。（中略）そして最後に，本格的な「注意障害と意欲障害のリハビリテーション」論によってしめくくられる。率直なところ，これまで，必ずしも積極的なアプローチが試みられてきたとはいえない領域に対する，きわめて意欲的な論考である。困難ではあったが，まことに意義深いユニークな書が上梓されることになった。

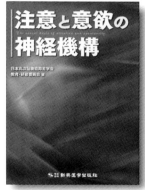

絶賛発売中!!

A5判　280頁
定価：本体価格4,200円＋税
ISBN：978-4-88002-850-7

● 主要目次

第Ⅰ章　注意・意欲の捉え方
1. 注意の新しい捉え方
2. 意欲の新しい捉え方
3. 標準注意検査法・標準意欲評価法CATSの臨床的意義
4. 注意・意欲・意義 ―志向性の神経心理学―

第Ⅱ章　注意障害・意欲障害の臨床
1. Action disorganization syndrome
2. Bálint症候群
3. 消去現象の病態と注意機構
4. うつとアパシー
5. Klüver-Bucy症候群
6. 脱抑制症候群

第Ⅲ章　トピックス
1. 注意とメモリー・トレース
　―言語性短期記憶（STM）との関連で―
2. デフォルトモードネットワークと注意

第Ⅳ章　治療
1. 注意障害・意欲障害の経過
2. 注意障害のリハビリテーション
3. アパシーの薬物治療，リハビリテーション
　―脳損傷後の発動性低下，disorders of diminished motivation（動機減少障害）に対して

株式会社 新興医学出版社
〒113-0033　東京都文京区本郷6-26-8
TEL. 03-3816-2853　FAX. 03-3816-2895
http://www.shinkoh-igaku.jp
e-mail: info@shinkoh-igaku.jp

日本高次脳機能障害学会サテライト・セミナープロシーディング集
大好評「伝導失語」「注意と意欲の神経機構」に続く，待望の第3弾！

超皮質性失語
Transcortical Aphasia

一般社団法人 日本高次脳機能障害学会　教育・研修委員会　編

超皮質性失語の歴史と今日的意義を改めて立ち返るべく編纂された本書は，その病態機序や各臨床型の特徴，評価・訓練までわかりやすくまとめています。「Broca領域失語」「word meaning deafness」「反響言語」「力動性失語」など気になるトピックスについても詳細に解説。
超皮質性失語，さらには失語症全体に対する理解が深まる1冊，必携です!!

● 「はじめに」より

　本特集の中でも伝導失語の中でももっとも関連する言語の機能は復唱であろうが，復唱の経路はWernickeの「島」説やGeschwindによる「弓状束」説，すなわち伝導路説が正しいのか，縁上回を中心とする皮質が重要な役割を果たし弓状束などは関係ないのか，それこそ神経インパルスを視覚化できればすぐにでも簡単に結論がでそうなことさえ，いまだに結論はでておらず論争が続けられているのである。実際に人がある言葉を復唱する際に，脳の中で神経インパルスがどこからどこに伝わっていくかは，これだけ画像技術が進歩してもまだわからないということである。かなり確実にわかっているのは復唱障害がでるのはどこに病巣をもつ人が多いかということだけである。機能的MRIで実際の脳活動がわかるかのような誤解もあるが，これとて多くの刺激に対する反応の際の賦活について，統計的処理を経て出されたものであり，賦活された部位が真にその機能を担当しているのかどうかは，いつも議論があるところである。
　本特集の「超皮質性失語」は諸家によってもっとも考え方が異なるテーマであるかもしれない。それぞれの論文を詳しく読んでいただければすぐにわかることであるが，同じテーマや同じ問題を扱っていても著者によって考え方がまったく異なる場合が多い。(中略) したがって初学者の人たちにあらかじめ断っておかねばならないのは，本書をテストの正答が記載されているような当たり障りのない教科書とは考えないでいただきたいということである。しかし，各論文とも豊富な経験だけでなく立派な業績と見識とをもった現在の日本の失語症研究の第一人者たちが担当し，渾身の力を注いだものが多いので，立派な「教科書」ともいえる。どうか，まずはそれぞれの著者の意見に虚心に耳を傾けていただきたい。そして，いろいろな考え方を学んでいただきたい。そして，その上でそれぞれの著者の意見をそのまま鵜呑みにするのではなく，自身の頭で考え問題点があればそれを整理し，問題意識をもって実際の臨床にあたっていただきたい。

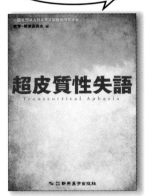

絶賛発売中!!

A5判　272頁
定価：本体価格4,200円＋税
ISBN：978-4-88002-860-6

● 主要目次

第Ⅰ章　序章
超皮質性失語 ―歴史と今日的意義

第Ⅱ章　超皮質性失語の臨床型
1. 超皮質性運動失語
2. 超皮質性感覚失語
3. 語義失語
4. 混合型超皮質性失語

第Ⅲ章　超皮質性失語の評価と訓練
1. 超皮質性失語の評価
2. 超皮質性失語の訓練・回復

第Ⅳ章　トピックス
1. Broca領域失語と前頭葉性超皮質性感覚失語
2. word meaning deafness
3. 「意味」の意味 ―貯蔵とアクセスの問題
4. 自動言語，特に反響言語・補完現象の基底
　 ―意味と形式―
5. 力動性失語

第Ⅴ章　終章
超皮質性失語の病態機序や神経基盤をめぐって

株式会社　新興医学出版社　〒113-0033　東京都文京区本郷6-26-8
TEL. 03-3816-2853　FAX. 03-3816-2895
http://www.shinkoh-igaku.jp
e-mail: info@shinkoh-igaku.jp

日本高次脳機能障害学会サテライト・セミナープロシーディング集
シリーズ第4弾は好評を博した「頭部外傷と高次脳機能障害」がテーマ！

頭部外傷と高次脳機能障害

一般社団法人 日本高次脳機能障害学会　教育・研修委員会　編

飛躍的に進歩し続ける「頭部外傷」と「高次脳機能障害」に関する理解。神経心理学や臨床医学にとどまらず，頭部外傷に関わる多様な社会問題にもスポットをあてる！

● 「序に代えて」より

　本書は文字通り，頭部外傷とそれがもたらす高次脳機能への影響に関して，基礎から臨床に至るまでの最新の情報を集積したものである。頭部外傷の疫学的実態，受傷機転や発症メカニズム，外傷による高次脳機能障害の症候学などを概説している。さらに，強調したいのは，頭部外傷の影響は単に神経心理学や臨床医学にとどまらず，社会の中で考えるべき問題を数多く含んでいる。たとえば頭部外傷による心理的影響，自動車運転再開の是非や，幼少時に頭部外傷を受けた児童の教育などである。本書が頭部外傷に関するこれら多様な問題を改めて考える機会となれば幸いである。

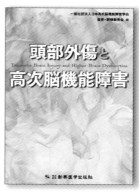

A5判　264頁
定価：本体価格4,600円+税
ISBN：978-4-88002-868-2

● 主要目次

第Ⅰ章　序章
頭部外傷をめぐる最近の知見

第Ⅱ章　頭部外傷とは
1. 頭部外傷の疫学
2. 頭部外傷の原因
3. 頭部外傷の画像所見
4. 脳外傷による高次脳機能障害とMTBI（軽度脳外傷）後の脳振盪後症候群
5. 頭部外傷の神経病理
6. 反復性軽度頭部外傷によって引き起こされる遅発性の病態：慢性外傷性脳症（CTE）

第Ⅲ章　頭部外傷の症候学
1. 頭部外傷後の注意障害
2. 頭部外傷後の記憶障害
3. 頭部外傷後の前頭葉機能障害
4. 頭部外傷後の社会的行動障害

第Ⅳ章　頭部外傷の評価と対応
1. 頭部外傷後の評価
2. 頭部外傷後の心理症状や社会的行動障害に対する介入—認知行動療法と動機づけ面接法について—
3. 頭部外傷および高次脳機能障害とPTSD
4. 頭部外傷後の運転再開とその評価

第Ⅴ章　終章
頭部外傷後の高次脳機能障害に対する対応と施策

株式会社 新興医学出版社

〒113-0033　東京都文京区本郷6-26-8
TEL. 03-3816-2853　FAX. 03-3816-2895
http://www.shinkoh-igaku.jp
e-mail: info@shinkoh-igaku.jp

大人気の日本高次脳機能障害学会サテライト・セミナーシリーズ
第5弾は失語症研究の指針となる「錯語とジャルゴン」をまとめた一冊！

錯語とジャルゴン

一般社団法人 日本高次脳機能障害学会　教育・研修委員会　編

失語症候学における花形ともいえる「錯語とジャルゴン」。その発話異常の症候は多彩であり，病態機序解明への興味は尽きない！
失語症研究の歴史的展開からひも解き，それぞれの臨床型や評価と治療について詳細に解説した。

●「はじめに」より

本書は2016年11月に松本で開催された第40回日本高次脳機能障害学会学術総会サテライト・セミナーでの講演を核として，いくつかの項目を加えた「錯語とジャルゴン」についてのモノグラフである。教科書としても研究の指針としても使えるような，コンパクトで分かりやすくかつ高度な内容を目指したが，執筆陣の奮闘により，その目的をかなりの程度には達成できたのではないかと考えている。（中略）

失語症における発話異常の症候ほど，多彩で興味の尽きないものはない。その中で錯語とジャルゴンはまさに花形ともいえる症候であると思われる。本書を読んでいただければ分かるように，いまだに解決されていないことのほうが多く，若き研究者がこの分野にどんどん参入されてくることを期待したい。本書がその際における一助となれば，編者の喜びはこれにすぐるものはない。

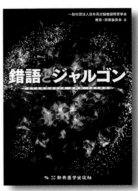

A5判・204頁
定価：本体価格3,900円＋税
ISBN：978-4-88002-869-9

● 主要目次

第Ⅰ章　錯語・ジャルゴンとは？
1. 錯語およびジャルゴン概念の歴史的展開
2. 錯語の分類と神経基盤
3. ジャルゴンの分類
4. ジャルゴンの病態機序

第Ⅱ章　錯語・ジャルゴンの臨床型
1. 音韻性錯語／形式性錯語
2. 意味性錯語／意味性ジャルゴン
3. 新造語／新造語ジャルゴン
4. 精神疾患における錯語様発話

第Ⅲ章　錯語・ジャルゴンの評価と治療
1. 錯語とジャルゴンの評価
2. 錯語とジャルゴンを呈する失語症例への訓練介入

株式会社 新興医学出版社
〒113-0033　東京都文京区本郷6-26-8
TEL. 03-3816-2853　FAX. 03-3816-2895
http://www.shinkoh-igaku.jp
e-mail: info@shinkoh-igaku.jp

日本高次脳機能障害学会サテライト・セミナーシリーズ第6弾
「行為と動作の障害」をスペシャリストたちが徹底解説！

行為と動作の障害

一般社団法人 日本高次脳機能障害学会　教育・研修委員会　編

神経心理学の中でも難解な「行為と動作の障害」に注目し，各症候について様々な視点から解説．実践的な評価法から，その歴史的変遷や臨床における混乱，今日の考え方まで網羅されている．広く神経疾患の医療に関わる臨床家にとり，評価・研究の際に頼りになる一冊である．

● 「はじめに」より

　ヒトには利き手があり，また道具を使うことができる．こうした特性を持つヒトの大脳損傷例での行為・動作の障害に関する神経心理学的研究は，Liepmannの時代以来，多くの仮説が出され，模索し続けられてきた．その歴史は，すでに100年を超えている．この100年の間には，電気生理学的技術や形態・機能画像技術は進歩し，神経心理学的検討をサポートするような多くの情報が得られるようになった．また神経心理学的手法以外の戦略を用いた研究も多くみられるようになった．そうした状況の中で，第41回日本高次脳機能障害学会学術総会サテライト・セミナーが，「行為と動作の障害」と題して2017年12月に大宮で開催された．本書はこのサテライト・セミナーの内容に，さらにいくつかの項目が追加され作成された．実践的な評価法から，行為・動作障害の研究の歴史的変遷や，今日の考え方まで，可能な限り網羅されるよう意匠されている．行為・動作障害の評価，研究の際に最も頼りになる一冊になればと思う．

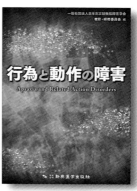

A5判・200頁
定価：本体価格3,900円＋税
ISBN：978-4-88002-872-9

● 主要目次

第Ⅰ章　行為と動作障害の基礎知識
1. 行為・動作障害のみかたの変遷
2. 系列行為障害症候群の考えかた
3. 行為・動作の神経生理学基盤
4. 行為・動作障害の基盤となる神経機能の診かた

第Ⅱ章　行為と動作障害の症候学
1. 感覚情報の統合不全による運動障害
2. パントマイムの失行，使用の失行
   （観念運動失行，観念失行）
3. 前頭葉や脳梁の損傷による動作の障害：
   道具の強迫的使用と拮抗失行を中心に
4. Alien hand syndrome（sign）
5. 運動無視と間欠性運動開始困難

**第Ⅲ章　行為と動作障害の
　　　　リハビリテーション**
　行為・動作障害の回復とリハビリテーション

株式会社 新興医学出版社

〒113-0033　東京都文京区本郷6-26-8
TEL. 03-3816-2853　FAX. 03-3816-2895
http://www.shinkoh-igaku.jp
e-mail: info@shinkoh-igaku.jp

● 内容紹介 ●

失語症や認知症の研究において，いま最も注目されているテーマ「進行性失語」を取り上げ，各症候についてさまざまな視点から解説した！

本書は，2018年12月に神戸で開催された日本高次脳機能障害学会学術総会サテライト・セミナーでの講演に，いくつかの項目を新たに追加しまとめられた。
進行性失語の詳細な障害メカニズム，臨床診断や病理診断への鍵を担う下位分類の診断，介入方法などについて，本領域について精通した著者が詳しく解説している。
介入法までを含めた進行性失語の全体像を把握できる，これまでにない一冊である。
「進行性失語」に対する理解が深まる必携書。

© 2019　　　　　　　　　　　　　　第1版発行　2019年12月10日

進行性失語

（定価はカバーに表示してあります）

一般社団法人 日本高次脳機能障害学会
教育・研修委員会 編

| 検　印 |
| 省　略 |

発行者　　　　林　　　峰　子
発行所　　株式会社 新興医学出版社
〒113-0033 東京都文京区本郷6丁目26番8号
電話　03(3816)2853　　FAX　03(3816)2895

印刷　株式会社 藤美社　　　ISBN　978-4-88002-875-0　　　郵便振替　00120-8-191625

・本書の複製権・上映権・譲渡権・公衆送信権（送信可能化権を含む）は株式会社新興医学出版社が保有します。
・本書を無断で複製する行為（コピー、スキャン、デジタルデータ化など）は、著作権法上での限られた例外（「私的使用のための複製」など）を除き禁じられています。研究活動、診療を含み業務上使用する目的で上記の行為を行うことは大学、病院、企業などにおける内部的な利用であっても、私的使用には該当せず、違法です。また、私的使用のためであっても、代行業者等の第三者に依頼して上記の行為を行うことは違法となります。
・**JCOPY** 〈出版者著作権管理機構 委託出版物〉
本書の無断複製は著作権法上での例外を除き禁じられています。複製される場合は、そのつど事前に、出版者著作権管理機構（電話 03-3513-6969、FAX 03-3513-6979、e-mail：info@jcopy.or.jp）の許諾を得てください。